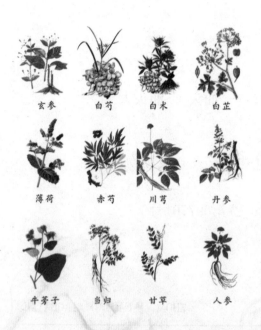

玄参　　白芍　　白术　　白芷

薄荷　　赤芍　　川芎　　丹参

牛蒡子　　当归　　甘草　　人参

王子安◎主编

小百科

中医草药

汕頭大學出版社

图书在版编目（ＣＩＰ）数据

中医草药小百科 / 王子安主编. -- 汕头 ：汕头大学出版社，2012.5（2024.1重印）
ISBN 978-7-5658-0806-7

Ⅰ．①中… Ⅱ．①王… Ⅲ．①中草药－普及读物 Ⅳ.①R282-49

中国版本图书馆CIP数据核字(2012)第097701号

**中医草药小百科**　　　　　　　　　　　ZHONGYI CAOYAO XIAOBAIKE

主　　编：王子安
责任编辑：胡开祥
责任技编：黄东生
封面设计：君阅天下
出版发行：汕头大学出版社
　　　　　广东省汕头市汕头大学内　邮编：515063
电　　话：0754-82904613
印　　刷：唐山楠萍印务有限公司
开　　本：710 mm×1000 mm　1/16
印　　张：12
字　　数：71千字
版　　次：2012年5月第1版
印　　次：2024年1月第2次印刷
定　　价：55.00元
ISBN 978-7-5658-0806-7

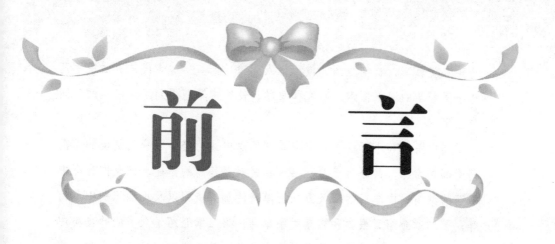

# 前　言

　　这是一部揭示奥秘、展现多彩世界的知识书籍，是一部面向广大青少年的科普读物。这里有几十亿年的生物奇观，有浩淼无垠的太空探索，有引人遐想的史前文明，有绚烂至极的鲜花王国，有动人心魄的考古发现，有令人难解的海底宝藏，有金戈铁马的兵家猎秘，有绚丽多彩的文化奇观，有源远流长的中医百科，有侏罗纪时代的霸者演变，有神秘莫测的天外来客，有千姿百态的动植物猎手，有关乎人生的健康秘籍等，涉足多个领域，勾勒出了趣味横生的"趣味百科"。当人类漫步在既充满生机活力又诡谲神秘的地球时，面对浩瀚的奇观，无穷的变化，惨烈的动荡，或惊诧，或敬畏，或高歌，或搏击，或求索……无数的探寻、奋斗、征战，带来了无数的胜利和失败。生与死，血与火，悲与欢的洗礼，启迪着人类的成长，壮美着人生的绚丽，更使人类艰难执着地走上了无穷无尽的生存、发展、探索之路。仰头苍天的无垠宇宙之谜，俯首脚下的神奇地球之谜，伴随周围的密集生物之谜，令年轻的人类迷茫、感叹、崇拜、思索，力图走出无为，揭示本原，找出那奥秘的钥匙，打开那万象之谜。

　　我国中医药传统文化源远流长，从神农氏开始，历经几千年的沉淀和丰富，中医中药已成为我国独有的世界文化遗产，造福了华夏亿万子孙，被誉为我国的国粹。我国对中草药的探索经历了几千年的历史。相传神农尝百草，首创医药，被后世人尊为"药皇"。古代先贤对中草药和中医药学的深入探索、研究和总结，使得中草药得到了最广泛的认同与应用。

《中医草药小百科》一书以草药的总概述为经，以分门别类的草药药用部分为纬。共分为五章，第一章是对草药总的概述，涉及内容有中草药的种类、中草药的四气五味、草药的加工步骤以及正确识别中草药等；第二章介绍了根类和根茎类中草药；第三章介绍了众多的叶皮类中草药；第四章介绍了果实和种子类中草药；第五章则叙述了花类和全草类中草药等。本书集知识性与趣味性于一体，是对中草药感兴趣的读者的最佳读物。

此外，本书为了迎合广大青少年读者的阅读兴趣，还配有相应的图文解说与介绍，再加上简约、独具一格的版式设计，以及多元素色彩的内容编排，使本书的内容更加生动化、更有吸引力，使本来生趣盎然的知识内容变得更加新鲜亮丽，从而提高了读者在阅读时的感官效果。

由于时间仓促，水平有限，错误和疏漏之处在所难免，敬请读者提出宝贵意见。

2012年5月

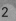

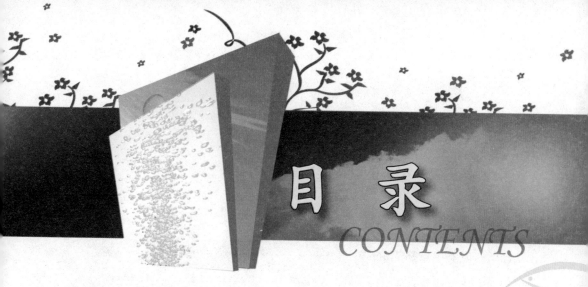

# 目　录
## CONTENTS

## 第一章　中草药概述

中草药简介……………………………………………… 3

中草药分类……………………………………………… 3

简述中草药的四气五味………………………………… 6

中草药名诗词曲………………………………………… 13

中草药的药材加工步骤………………………………… 21

熬制中草药的事项……………………………………… 23

中草药的相关知识……………………………………… 26

正确认识中草药………………………………………… 27

关于草药的历代著述简介……………………………… 30

中草药的命名…………………………………………… 36

## 第二章　众多的根和根茎类中草药

根类中草药简介………………………………………… 45

根茎类中草药简介⋯⋯⋯⋯⋯⋯⋯⋯⋯⋯⋯⋯ 70

## 第三章　多样的叶皮类中草药

叶类中草药鉴别⋯⋯⋯⋯⋯⋯⋯⋯⋯⋯⋯⋯⋯ 89

叶类中草药简介⋯⋯⋯⋯⋯⋯⋯⋯⋯⋯⋯⋯⋯ 92

皮类中草药鉴别⋯⋯⋯⋯⋯⋯⋯⋯⋯⋯⋯⋯⋯ 107

皮类中草药简介⋯⋯⋯⋯⋯⋯⋯⋯⋯⋯⋯⋯⋯ 109

## 第四章　飘香的果实及种子类中草药

果实类中草药的鉴别⋯⋯⋯⋯⋯⋯⋯⋯⋯⋯⋯ 133

果实类中草药⋯⋯⋯⋯⋯⋯⋯⋯⋯⋯⋯⋯⋯⋯ 135

种子类中草药的鉴别⋯⋯⋯⋯⋯⋯⋯⋯⋯⋯⋯ 147

种子类中草药⋯⋯⋯⋯⋯⋯⋯⋯⋯⋯⋯⋯⋯⋯ 148

## 第五章　纷繁的花类及全草类中草药

花类中草药⋯⋯⋯⋯⋯⋯⋯⋯⋯⋯⋯⋯⋯⋯⋯ 167

全草类中草药⋯⋯⋯⋯⋯⋯⋯⋯⋯⋯⋯⋯⋯⋯ 178

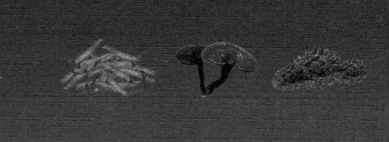

# 第一章 中草药概述

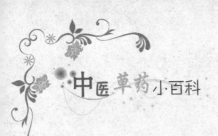

　　我国中医药传统文化源远流长，从神农氏开始，历经几千年的沉淀和丰富，中医中药已成为我国独有的世界文化遗产，造福了华夏亿万子孙，被誉为我国的国粹。

　　我国是中草药的发源地，目前我国大约有12000种药用植物，这是其他国家所不具备的，在中药资源上我国占据垄断优势。古代先贤对中草药和中医药学的深入探索、研究和总结，使得中草药得到了最广泛的认同与应用。

　　中草药是中医所使用的独特药物，也是中医区别于其他医学的重要标志。我国对中草药的探索经历了几千年的历史。相传神农尝百草，首创医药，被后世人尊为"药皇"。

　　目前我国各地使用的中草药已达5000种左右，把各种药材相配伍而形成的方剂，更是数不胜数。经过几千年的研究，形成了一门独立的科学——本草学。现在我国各医学院校都开设了天然药物这门课，所讲述的内容就是通称的中草药。

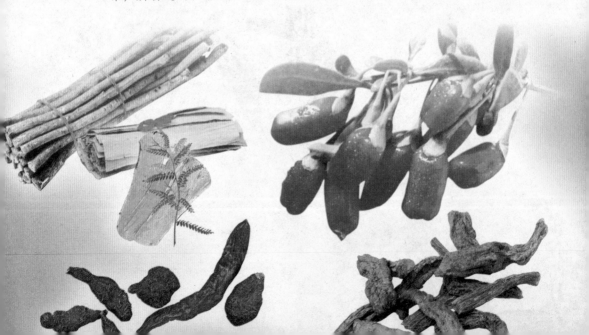

## 中草药简介

传统中药主要由植物药（根、茎、叶、果）、动物药（内脏、皮、骨、器官等）和矿物药组成。因植物药占中药的大多数，所以中药也称中草药。

草药是植物花蕾、子实、茎叶、根须构成的一类中药。草药是最古老的保健方式，在现代医学发展的今天仍有重要作用。

## 中草药分类

中草药的种类很多，根据近年的初步统计，总数约在8000种左右，常用中草药亦有700种左右。如此繁多的种类必须按照一定的系统，分门别类，才便于学习、研究和应用。

药物分类的方法是根据人们对于药物认识的逐渐深化而不断发展的。例如中国最早的药书——《神农本草经》把当时常用的365种药

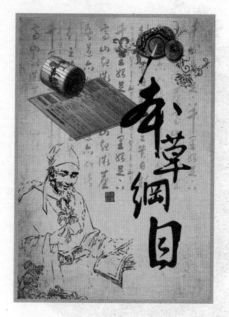

物按照毒性强弱和用药目的的不同分成上、中、下三品：上品是延年益寿药，无毒，多服久服不伤人；中品是防病补虚药，有毒无毒，根据用量用法而定；下品是治病愈疾的药物，多有毒性，不可久服。这种分类方法简单而粗糙，其中有些药物的分类也不一定恰当。但当时，可能在避免因用错药物而中毒的问题上是起到了一定作用的。

明代李时珍编《本草纲目》一书，对中药的分类方法有重大的

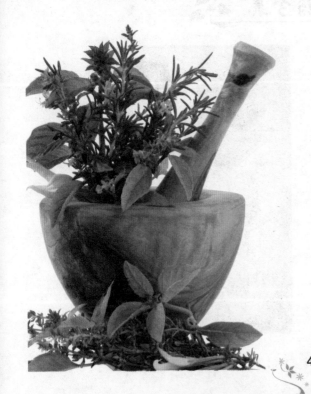

发展。他采用了根据以前本草的分类方法略加修改，把药物分为水、火、土、石、草、谷、菜、果、木、器、虫、鳞、介、禽、兽、人等十六部外，又把各部的药物按照其生态及性质分为六十类。例如草部分为山草、芳草、隰草、毒草、蔓草、水草、石草、苔、杂草等。而且他还往往把亲缘相近或相同科属的植物排列在一起，例如草部之四、隰草类中的53种药物中，有21种属于菊科，而且其中10种是连排在一起的。这种分类方法有助于药材原植物(或动物)的辨认与采收，对于澄清当时许多药材的混乱情况起了很大作用。

现代记载中草药的教科书所采用的分类方法，根据其目的与重点而有不同，主要有下列四种：

（1）按药物功能分类——如解毒药、清热药、理气药、活血化瘀药等。

（2）按药用部分分类——如根类、叶类、花类、皮类等。

（3）按有效成分分类——如含生物碱的中草药、含挥发油的中草药、含甙类的中草药等。

（4）按自然属性和亲缘关系分类——先把中草药分为植物药、动物药和矿物药。动植物药材再根据其原植物原动物的亲缘关系来分类和排列次序。如麻黄科、木兰科、毛茛科等。

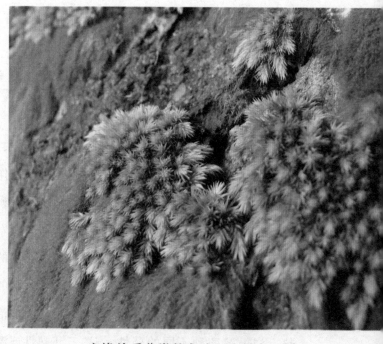

上述各种分类方法各有优缺点，究竟以采用哪一种分类方法比较适宜，主要取决于我们的目的和要求。例如按药物功能分类，有利于学习和研究中草药的作用和用途。按药用部分分类，便于学习和比较各类药材的外部形态和内部构造，因而有利于药材的性状鉴定和显微鉴定。按有效成分分类有利于学习和研究中草药的有效成分及其化学鉴定。采用按药材自然属性和亲缘关系分类的方法，这是由于同科属的中草药在外部形态，内部构造、化学成分和医疗应用等方面往往有很多相似之处。采用这种分类方法不但便于学习和研究这些共同点，也便于比较它们的特异点，以揭示其规律性，这样，既有利于中草药的鉴定也有利于从同科属动植物中寻找含有相同或类似成分的动植物，以扩大药物资源。本书主要按草药的药用部分分类。

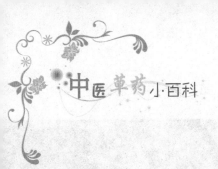

# 简述中草药的四气五味

四气、五味就是指药物的性味。每一药物都有性和味两方面，药物的功效与药物的性味有密切的关系。所以，四气、五味是中药性能的主要理论，对指导临床实践具有重要意义。

所谓的"四气"，就是指寒、热、温、凉四种不同的药性。这

四种药性，都是我国劳动人民在长期与疾病作斗争中，经过反复多次的实践观察，根据药物作用于人体以后，所发生的不同反应和治疗效果而作出的概括性归纳。例如：能治疗热症的药物，大多属于寒性或凉性；能治疗寒症的药物，大多属于热性或温性。因此，药性的寒、热、温、凉是与病情的寒热相对而言的。药性的寒凉与温热，是绝对不同的两类药性。凉与寒，温与热，仅是区别药性程度上的差异。寒性较小的，即称凉性；热性较小的，即为温性。所以，在历代本草书籍中常有微寒、大温的记载。所谓微寒，就相当于凉；大温，即相当

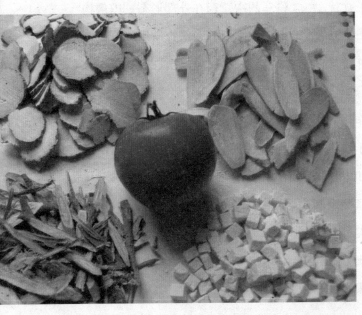

于热。

寒和凉，温和热，虽然程度上有所不同，但因其属性是一致的。所以，在作用上则有它一定的共同点：即寒凉药具有清热、泻火、解毒等作用，常适用于热性病症；温热性药具有散寒、温里、助阳等作用，常适用于寒性病症。除寒、热、温、凉四性之外，还有一种平性药，由于这类药物寒凉或温热之性不甚显著，作用比较平和，不论寒症热症，皆可配用。所以，按药性来说虽有五气，但一般则常称四气。

所谓"五味"，就是辛、甘、酸、苦、咸五种不同的味道。这些味道可由舌感辨别。药物除此五味之外，还有一种淡味，因其药味不甚明显，前人将它附属于甘，故历代本草常甘淡并称，因而也就习称"五味"。但按药味及作用来说，实际上是六味。

前人在长期的医疗实践中，发

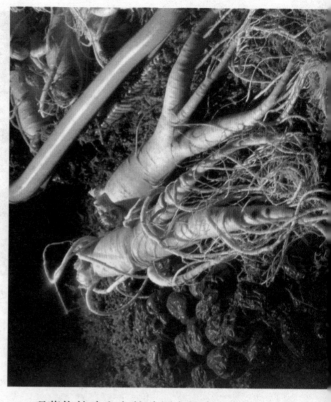

现药物的味和它的功用之间有一定联系，也就是不同味道的药物而有不同的治疗作用，从而便总结出来了五味的用药理论。现将辛、甘、酸、苦、咸、淡等味的意义和作用分述如下：

辛：就是辛辣或辛凉的滋味，具有能散能行的作用。一般发汗与行气的药物，大多有辛味，多用于外感表邪或气血阻滞的病症。如麻

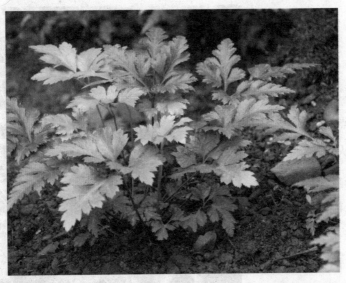

黄发汗，木香行气，红花活血等。

甘：就是甜的滋味，一般具有滋补、和中或缓急作用的药物，大多数为甘味。甘性药物多用于虚症或调和药性及某些疼痛的疾病，如人参补气、熟地补血、甘草调和药性、缓急止痛等。

酸：酸具有能收能涩的作用，一般酸味的药物大多数能收敛、固涩。多用于虚汗外泄，久泻不止，遗精带下等症。如五味子收敛止汗，五倍子涩肠止泻，金樱子涩精止遗等。此外，还有不少酸味药物，同时带有涩味，由于涩味作用

与酸味相似，故一般均未分列。

苦：苦具有能泻（能降）、能燥、能坚的作用。一般具有清热、泻火、泻下、燥湿及降逆作用的药物，大多数为苦味。多用于热性病，大便不通，湿盛中满，咳嗽呕逆等症。如黄连清热泻火，大黄泻下通便，杏仁降气止咳，苍术燥湿健脾，及知母、黄柏降火坚阴（泻火存阴）等。

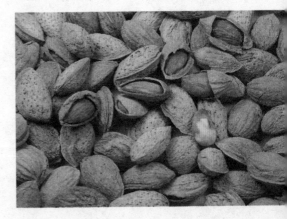

咸：具有能下能软坚的作用。一般咸味的药物，能软化坚硬，消散结块或泻下通便。多用于瘰疬、痞块、便秘等症。如芒硝泻下通大便燥结，牡蛎软坚消瘰疬痰核等。

在五味以外，还有淡味、涩味，它们的意义和作用是这样的：

淡：就是淡而无味，具有能渗能利的作用。一般能渗利水湿，通利小便的药物，大多为淡味。多用于湿邪阻滞，小便不利等症。如茯苓、通草等渗湿利水。

涩：涩有收敛止汗、固精、止泻及止血等作用。

如上所述，药味不同，其作用也不相同。从现代的观点来看，药物味道不同，与其所含的化学成份有关，如酸味的多含有鞣质、有机酸等；味苦的多含有生物碱、甙类或苦味质等；味甘的多含有糖类；味辛的多含有挥发油等。药物的成分不同常呈现出不同的疗效。由此可见，前人根据药物不同的滋味，来推断药物对于机体的作用和治疗效果是有一定道理的。

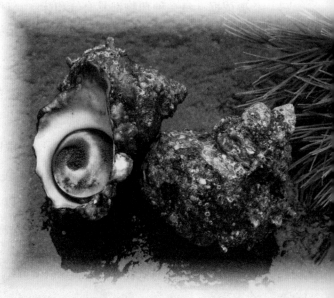

随着临床实践的发展，经过概括起来的五味，一旦形成了用药理论，它的含义就超过了直接的舌觉。所以后来运用这些道理，把具有"收涩"作用的药物，统称为酸味；具有"软坚"作用的药物，统称为咸味等。所以，有的药味就形成了本草记载与实际口尝不相符的

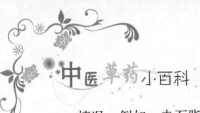

情况。例如：赤石脂味酸，牡蛎味咸，麻黄味辛等，均与口尝不符，这都是参照其疗效而得出来的。

气和味是论述和运用中药的主要依据。每一种药物都具有气和味两个方面，一般气味相同的药物，往往作用作用相近。如辛温药物，大都有解表散寒的作用，这是它的共性。但每种药物，又各有特性，如紫苏、生姜气味辛温，都能发汗散寒，但紫苏发汗功效较强，并有行气安胎作用，而生姜则发汗功效较弱，另有温胃止呕作用。这是气味相同功效相近而药物作用的不同特点。

气味不同的药物，作用则显著不同。如气同味异的黄连、浮萍都为寒性，但黄连味苦寒，可清热燥湿；浮萍辛寒，则发散风热。又如气味异同的黄芪、石斛都是甘味，但黄芪甘温，可温补阳气；石斛甘寒，则养阴清热。此外，还有很多一药兼有数味者，如桂枝辛甘，郁金辛苦等，从药物的发展来看，一般味愈多，说明其作用范围相应的愈大。由于药物气味比较复杂，所以，我们不但要熟悉四气五味的一般规律和药物的共性，还必须掌握每一药物的特性和治疗作用，以便更好地指导临床应用。

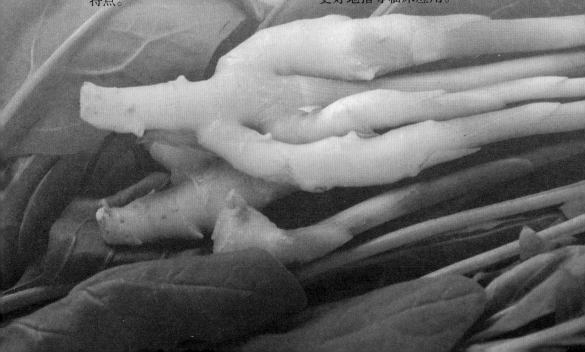

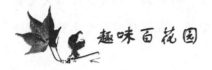趣味百花园

## 有黑发效果的中草药

中药美容的历史源远流长，是祖国传统医药学中的一颗明珠。历代本草文献中有关美容美发的中药品种很多，其中很多已被现代医学证实确有很好的功效。

枸杞子含有美容必需的维生素A、B、C和微量元素钙、磷、铁等，尤以维生素A和C含量高。食用枸杞子可防止脱发，使头发乌黑发亮，同时对缺乏维生素及微量元素而引起的黄发、白发、面色无华、皮肤干燥等均有显著疗效。

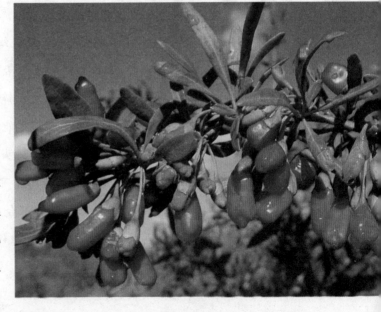

黑芝麻含有甘油酯、卵磷脂、钙、磷、铁等。它具有补血生津、润泽皮肤、养发之功效，为滋肝肾、养五脏的理想强壮剂，适用于头发早白、贫血萎黄等症。

川芎具有祛风、活血、润肤、止痒之功效，有利于面部营养改善。

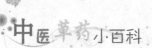

现代药理证明，川芎能扩张头部毛细血管，促进血液循环，增加头发营养，并可使头发有良好的柔韧性，不易变脆，且能延缓白发生长，保持头发润滑光泽。

何首乌含有卵磷脂等营养成分，具有养血祛风之功，有调节神经和内分泌的功能以及营养发根的作用，可促使头发黑色素的生成，使头发更黑。同时，何首乌还含有大黄酚和大量淀粉。淀粉水解后，生成的葡萄糖具有很好的润发作用，是配制头发调理剂的最佳中药原料。现代药理实验证明，何首乌所含的卵磷脂为细胞膜的重要原料，能促进细胞的新陈代谢和生长发育，从而延缓细胞的衰老，益寿延年。

丹参主要功效是活血祛瘀。由于含有丰富的维生素及微量元素锌、铜、铁等，能促进毛发黑色素的生成，亦能改善因微量元素缺乏而造成的白发、黄发、头发干燥等症。另外，丹参还具有美容作用，可将其添加于化妆品中或与其他天然药物配合应用，有止痒、去屑、防治脱发、乌发、润发、增强皮肤弹性等多种功能。

当归有行血、补血、止痛、润肤之功效，能扩张头皮及皮肤的毛细血管，促进血液循环，抗维生素E缺乏。如用当归提取物制成的当归洗发剂能防止脱发，滋润皮肤毛发，并使头发乌黑发亮，还能防治黄发和白发。

# 中草药名诗词曲

中草药在漫长的开发利用过程中，已发展了五千多味，它囊括了天上地下海洋中一切有治病作用的植物、动物和矿物质。中国文人历来喜将中药名入诗，或镶嵌，或直书，或隐含，或影射，名与文融为一体，字与义珠连璧合，不少此类诗篇写得妙趣横生。

中国最早的诗集《诗经》，有好些篇章是写民间采药活动的，其中《芣苢》（音fu yi）最为完整。此诗共三章："采采芣苢，薄言采之。采采芣苢，薄言有之。""采采芣苢，薄言掇之。采采芣苢，薄言捋之。""采采芣苢，薄言袺之。采采芣苢，薄言襭之。"芣苢就是车前子，先民们早已用它来治疗妇女的不孕和难产症。这首短歌正是描写了一群妇女采药活动的场景。另有《卷耳》即采苍耳，《采蘩》即采白蒿，《采苓》即采甘

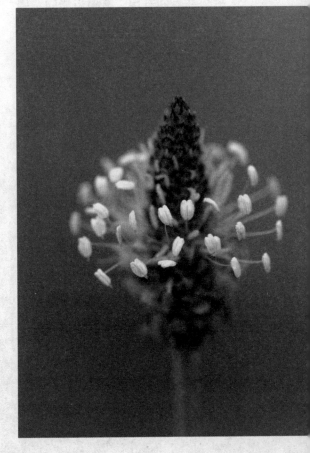

草,《采莒》即采艾叶,以及《木瓜》等。虽然主题是借唱药言他,但也从侧面反映出我们的祖先对植物药性功能的认识与收藏过程,并用文字作了记载。

到了宋代,直接写药诗的篇章更多。理学家朱熹写了首五言《槟榔诗》:"忆昔南游日,初尝面发红。药囊知有用,茗碗讵能同。蠲疾收殊效,修真录异功。三彭如不避,靡烂七非中。"诗人对槟榔的功能推崇备至。

较早出现的药谜诗,则是以隐含影射手法开出的药帖,流传甚广的有三国时"曹操军中考华佗"。曹初见华,想一探虚实,给他开了副帖子,实际是首四言谜诗"胸中荷花,西湖秋英,晴空夜珠,初入其境。长生不老,永远康宁,老娘获利,警惕家人。五除三十,假满期归,胸有大略,军师难混。医生接骨,老实忠诚,无能缺技,药店关门。"华佗知是试卷,挥笔答出十六种药名:穿心莲、杭菊、满天星、生地、万年青、千年健、益母、防己、商陆、当归、远志、苦参、续断、厚朴、白术、没药。

古人写药诗,大量的篇章还是将药名嵌入诗中,或借用汉字的谐音,巧妙地将药名隐藏其中。唐代有人作过一首七言绝句:"七泽兰芳千里春,潇湘花落石磷磷。有时浪白微风起，坐钓藤阴不见人。"该诗虽为一幅风景画卷，但其中嵌插了四味中药：泽兰、落石、白薇、钩藤。北宋著名诗人黄庭坚有一首《荆州即事药名诗》："前湖后湖水，初夏半夏凉。夜阑香梦破，一雁度衡阳。"诗人靠自己深厚的艺术功底，在赞美荆州住所环境优雅，寄托对意中人相思之情的同时，天衣无缝地谐出了四位药名：前胡、半夏、兰香、杜衡。明代大笔手吴承恩博学多艺，他在著《西游记》时，写到第三十六回，便巧用自己的药理知识，借唐僧之口吟出一首药诗："自从益智登山盟，王不留行送出城。路上相逢三梭子。途中借赵马兜铃。寻坡转涧求荆芥，迈岭登山拜茯苓。防己一身如竹沥，茴香何日拜朝廷？"诗文概括了取经的来龙去脉，陈述了艰难困苦与思乡之情，并巧妙地把益智、王不留行、三梭子、马兜铃、茯苓、防己、竹沥、茴香九味中药隐含其中。其实最后一句又暗射了一味中药——当归，因为拜朝廷必须回乡。这样，这首诗便是药味"十全"了。

诗歌发展中词和曲出现后，中药名也随之进入词曲。唐五代时有一阕《静夜思》：云母屏开，珍珠帘闭，防风吹散沉香。离情抑郁，金缕织硫黄。柏影桂枝交映，从容起，弄水银塘。连翘首，掠过半夏，凉透薄荷裳。一钩藤上月，寻常山夜，梦宿沙场，早已轻粉黛，独活空房。欲续断弦未得，乌头白，最苦参商。当归也，茱萸熟，地老菊花荒。"贵妇思夫之情写得凄凄切切，二十四味中药连缀得如

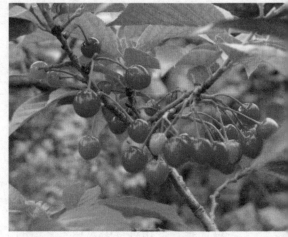

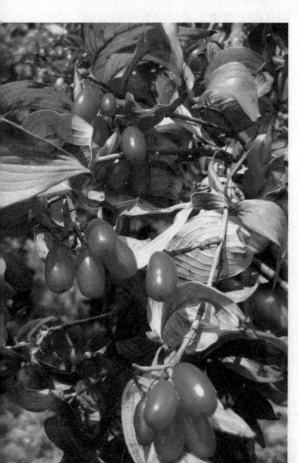

穿线珍珠。宋代药师大家陈亚也填过一阙闺怨《生查子》："相思意已深，白纸书难足。字字苦参商，故要檀郎读。分明记得约当归，远至樱桃熟，何事菊花时，犹未回乡曲？"真是责骂得情真意切，爱恋得刻骨铭心，相思子、意苡（已）、白芷（纸）、紫苏（纸书）、苦参、狼毒（郎读）、当归、远志（至）、菊花、茴香（回乡）十味药名运用得自然妥切。据古籍《迂叟诗话》载："陈亚郎中滑稽，尝为药名诗百首，其美者有'风月前湖夜，轩窗半夏凉'，不失诗家之体。"

中药名以词曲长短句形式，表现男欢女爱的情思，更是妙不可言。明清时期的文人雅士常以作药词为荣耀，据清代褚人获的《坚瓠集》载：有一妇人写给夫君的相思词："槟榔一去，已过半夏，岂不当归耶？谁使君子、效寄生缠绕它枝，令故园芍药花无主矣。妾仰观天南星，下视忍冬藤。盼不见白芷书，茹不尽黄连苦！古诗云：豆蔻不消心上恨，丁香空结雨中愁。奈何！奈何！"丈夫阅后回道，红娘子一别，桂枝香已凋谢矣！也思菊花茂盛，欲归紫苑。奈常山路远，滑石难行，如待从容耳！卿勿使急性子，骂我白苍耳子。明春红花开时，吾与马勃、杜仲结伴返乡。至时有金相赠也。"夫妻俩各套用十四味中药名，铺陈出人间纯真的相思之苦与离愁别恨。

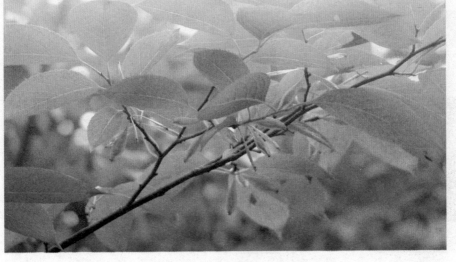

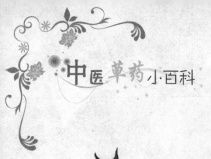

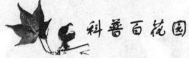科普百花园

## 中草药"四气五味"与治病的关系

"四气"即：寒、热、温、凉，是指药物的性质。寒性、凉性的药物，有清热、去火、解毒等作用，能治疗阳性、热性的病症。如黄连性寒，能治疗心、胃有热、有火引起的口舌生疮、失眠、毒痢等病症；石膏性寒，能治疗气分有热而出现的高热、口渴等病症。

温性、热性的药物，有祛除阴寒、温补阳气的作用，能治疗各种阴性和寒性的病症。如干姜性温，能治疗寒邪凝滞引起的胃痛、腹痛、腹泻；附子性热，能治疗阳气虚衰引起的四肢冰冷、冷汗虚脱、下痢清水等病症。

"五味"即：辛、酸、甘、苦、咸，是指药物的味道。

（1）辛味的药物，多有发

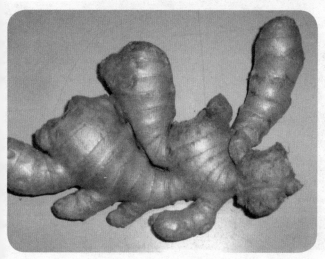

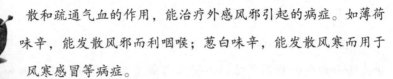

散和疏通气血的作用，能治疗外感风邪引起的病症。如薄荷味辛，能发散风邪而利咽喉；葱白味辛，能发散风寒而用于风寒感冒等病症。

（2）酸味的药物，有收敛和固涩的作用，能治疗汗出不止，久泻不止的病症。如乌梅味酸，能治疗久痢脱肛；五味子味酸，能止虚汗。

（3）甘味的药物，有补养及缓和的作用，能治疗虚损性病症。如人参、党参、白术味甘，有补气作用，可以治疗气虚症；熟地黄味甘，有补阴的作用，可以治疗阴虚症；大枣、甘草味甘，有调和脾胃的作用。

（4）苦味的药物，有燥湿，解毒和泻下的作用，能治疗热性病症和大小便不利的病症。如黄连味苦，能清胃热而治口舌生疮；大黄味苦，能清胃肠的实热而通利大便；板兰根味苦，能清热、解毒，能治时疫温毒引起的烂喉、斑疹。

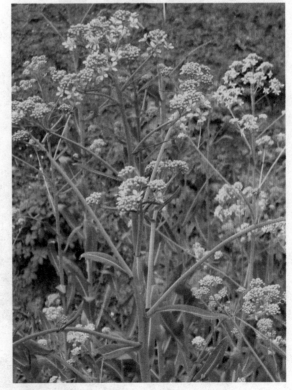

（5）咸味的药物，有软坚散结，润下通便的作用，能治疗肿块，大便结硬的病症。如牡蛎味咸，有软坚散结的作用，能治疗颈部痰核、瘰疬；芒硝味咸，有

润肠泻下的作用，能治大便结硬不下。

　　另外，四气与五味有着密切的联系，每一味中药都有气与味两个部分，从而构成药物因气味的不同所形成复杂的药理作用。例如：寒性药物有辛寒，酸寒，甘寒，苦寒和咸寒。温性的药物有辛温、酸温、甘温、苦温和咸温等。它们的作用也就复杂而多样，例如辛寒有发散风热的作用，辛温有发散风寒的作用等等。

　　中医划分为多种病症，用药也截然不同。有属风寒感冒的，有属风热感冒的，有属暑湿感冒的，有属秋燥感冒的，有属阴虚感冒，有属阳虚感冒，有属气虚感冒，有属血虚感冒等，分清感冒病症并分别用处方用药，疗效很好。反之，不按中医理论使用中药，或都用感冒冲剂，千人一方，大多数不会取得满意的治疗效果。

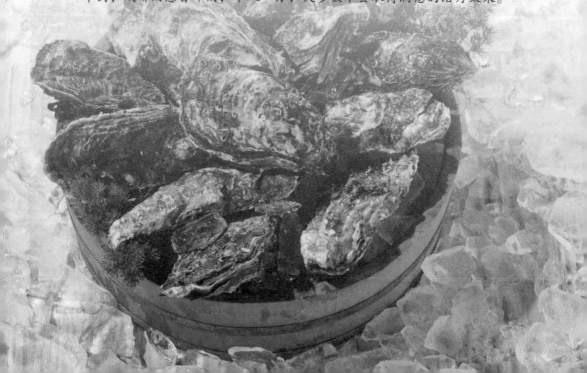

# 中草药的药材加工步骤

## ☆ 修 整

　　修整指除去杂草、泥沙及非入药的部分。根据不同品种的要求，有的需要刮去外皮，如白芍；有的应削去粗皮，如黄柏；有的要除去芦头、须根和残留枝叶等，再进行大小分级，如牛膝、青木香、丹参、白芷、前胡、射干、虎杖等；有的要剥去木心，如丹皮。

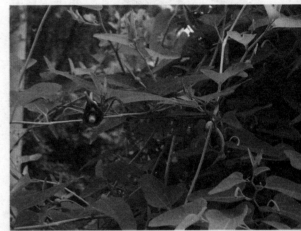

　　蒸、煮、烫：某些含淀粉或糖质及粘液质较多的药材，不易干燥，有的同时含有使自身某些成分分解和转化的酶，如经加热处理，使酶失去活力，则能保持药性不致变质。

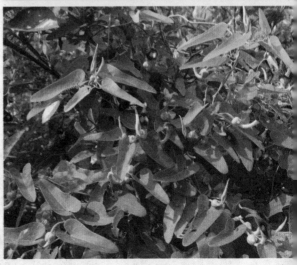

## ☆ 切 制

　　一些根茎类药材，如丹参、白芷、前胡、牛膝、射干、虎杖、商

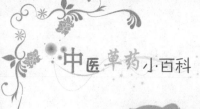

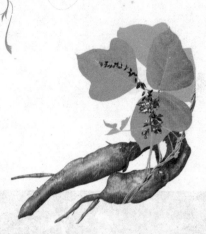

陆、葛根、土伏苓、玄参等，应趁鲜切成片、块或段，再进行干燥；果大不易干透的果实类药材，如宣木瓜、酸橙、佛手等，应先切开后再干燥；树皮类药材如杜仲、厚朴、肉桂等也应采后趁鲜切成块或片或卷成筒，再进行干燥。

## ☆ 干 燥

干燥的目的是便于长期贮存备用，干燥加工时尽量保持生药的外观、气味和有效成分的含量不变。

## ☆ 晒 干

利用阳光和户外流动的空气将药材晒干。晒干法一般适用于不要求保持一定颜色和不含挥发油的药材，如薏苡、牛蒡子、黄芪、丹皮、杜仲等。晒干法方法简便，但不同药材方法也各异。晾晒时通常把采收的药材摊放于席子上，要注意防雨、防露、防止大风吹散，并经常翻动，促其及早干燥。

## ☆ 烘 干

烘干是利用烘房或火坑低温烘烤，使药材干燥。烘干时应控制温度，温度低了不易干燥，温度过高则影响质量。如烤大黄温度不超过60℃，温度过高则体泡色暗，质量降低；花类药材烘干时，温度不能过高，如烘银花的温度掌握在38℃～42℃。

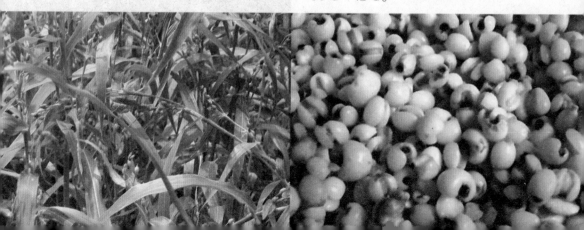

# 熬制中草药的事项

中药汤剂是中医最常使用的一种剂型，因为它吸收快，易发挥疗效，便于加减应用，所以能全面、灵活地适应各种病证。但是如果煎法不当，服药方法不科学，也会影响药物的疗效。为了充分发挥中药汤剂的治疗作用，避免不良反应的发生，下面简要介绍下相关的注意事项。

## ☆ 选取好煎药器皿

煎药时最好用陶器、砂锅、不锈钢器皿等，切忌用带油垢的锅、铁锅、铝锅和其他金属器皿。因为油垢中可能含有致癌物，会对人体健康造成危害；铁器可以和汤药中的鞣质、油脂、生物碱、蒽醌类、香豆素及其甙等成分发生化学反应，服后对人体产生不良影响。

## ☆ 作好准备工作

煎药前要先检查药物是否有发潮霉变或虫蛀变质，然后用冷水将药剂浸湿，过几分钟后加入适量的冷水煎熬。放入的冷水一定要清洁，没有杂质。头煎放入的冷水应超过药剂面两寸左右，二煎、三煎水量要酌减。

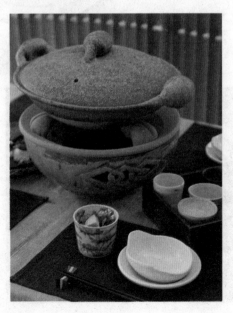

☆ **准确掌握火候**

煎药时在药液未沸前宜用急火，沸后改用文火，以防中药很快熬干，药物中的有效成分未能溶解出来而影响药效。煎熬时最好经常搅拌，让药液充分煎好煎透。清热、解表药煎的时间不要太长，一般头煎沸后再煎20分钟，二煎、三煎沸后再煎15分钟即可。补益药宜慢火久煎，大约40至60分钟。

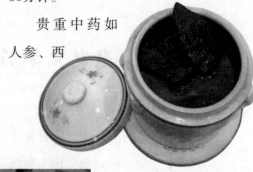

贵重中药如人参、西

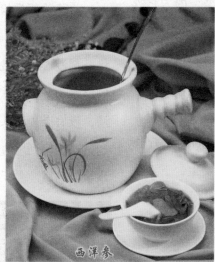

西洋参

洋参、冬虫夏草、灵芝等应另煎，时间要长一些，大约1小时左右。

☆ **用妥药引**

有很多中药用"药引"同服更为合适。"药引"有利于引导其他药直达病所，使中药发挥更充分的作用。

常用的"药引"有以下几种：

蜂蜜：味甘补中，润肠通便，润肺除燥，健脾解毒，可冲水调服，适用于治疗肺热咳嗽、阴虚久咳、习惯性便秘等一类中药。

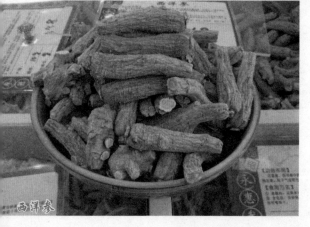

西洋参

米汤：适合具有补气健脾、养胃益肠、利膈利咽、生津止渴、利尿祛湿等功用的中药以调和诸药，起协调作用并可减轻难以消化吸收的矿石类、贝壳类药物对胃肠道的刺激。

姜汤："宣肺气而解郁调中，畅胃口而开痰下食"，可和中止呕、温中祛湿，适合具有治疗风寒表证、肺虚咳喘、脾胃虚寒、呕吐呃逆等功用的中药。生姜3至5片水煎取汤。

枣汤：味甘益脾，益气养血，可缓和药性，解毒，生津，止泻，补脾和胃，增强脾胃功能。适合具有治疗脾胃虚弱、中气不足等功用的中药。大枣5至10枚水煎取汤。

温黄酒：可增药力，因为有些药物的有效成分是酒溶性成分。

## ☆ 服好药液

如果没有特殊医嘱，最好每日口服2次（早、晚）或3次（早、中、晚），以3次的效果更好一些。三煎后的药汤中，仍可含有20%左右的有效成分。日服3次，有助于使血液中维持一定水平的药物浓度。有些药物对胃肠有刺激作用，最好在饭后半小时至1小时服用，或者饭后间断多次服用。

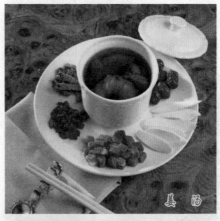

姜汤

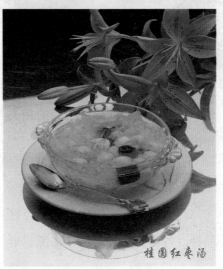

桂圆红枣汤

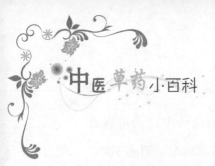

# 中草药的相关知识

中草药作为我国的国粹，至今已有几千年的历史，从最初的神农尝百草到现代中药学的发展，中草药给亿万人们带

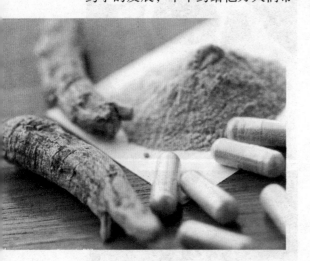

来了恩泽。下面介绍下中药的相关知识。

## ☆ 药材认识

药材认识旨在收集全国中药材品种。各药材均按名称、来源、形态、生境、栽培、采制、化学、药理、性味功能、主治用法、附方制剂等编写，并附以彩色图。内容丰富，资料较准确可靠，可在一定程度上结合现代医学科学知识进行研究，可供科研和临床的参考。

## ☆ 中药图谱库

中药图谱库旨在建立强大的中药图片数据库，包括各种药材的来源及饮片图片，并详细介绍了各种中药材的基本信息及炮制方法。其类别检索有：解表药、清热药、泻下药、化湿药、温里药、理气药、消食药、驱虫药、止血药、安神药、开窍药、补益药、收涩药、涌吐药、祛风湿、外用药、化痰止咳平喘药、利水渗湿药、平肝息风药、活血化瘀药等。

## ☆ 常用方剂

常用方剂阐述中药方剂的组成与命名、中药方剂药理与分类的有关内容。收载中药方剂常用方，以法统方的原则，按治法分类的方法列解表剂、清热剂、和解剂等，各方以方名为纲，药理作用、临床应用和备注为目，论述方剂药理研究、临床应用的有效方药和注意事项、不良反应等内容，文字简洁，论述充分。如抗肿瘤中草药、抗肿瘤验方、疾病食疗方等。

# 正确认识中草药

草药种类繁多，只有正确认识各类草药的药性，掌握一些草药的用药禁忌，才能有效地发挥草药的作用。以下介绍草药应注意的方面。

## ☆ 草药的毒副作用

中药无毒副作用的说法较为流行，人们总感觉中草药安全可靠，使用起来无所顾忌。实际上历代本草、医书对中草药的毒副反应均有明确的论述，现代研究更是对一些中草药对肝脏的毒性作用方面有了更清晰的认识。其实，凡"药"都有一定的副作用。

临床上常见可引起药物性肝病的中药种类有：

（1）致一般性肝损害：如长期或超量服用姜半夏、蒲黄、桑寄生、山慈姑等可出现肝区不适、疼痛、肝功能异常。

（2）致中毒性肝损害：如超量服用川楝子、黄药子、蓖麻子、雷公藤煎剂，可致中毒性肝炎。

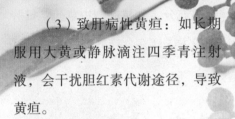

（3）致肝病性黄疸：如长期服用大黄或静脉滴注四季青注射液，会干扰胆红素代谢途径，导致黄疸。

（4）诱发肝脏肿瘤：如土荆芥、石菖蒲、八角茴香、花椒、蜂头茶、千里光等中草药里含黄樟醚；青木香、木通等含有硝基化合物，均可诱发肝癌。

## ☆ 中草药的治疗疗程

服中药不像服西药那样有严格界定的疗程。一般来说，服中药时间的长短，应根据中药的辩证理论、病情稳定与否或进展状况，以及同时采用的西医治疗反应和病人对中药的耐受程度等多种因素来综合考虑。短的可服用几天，如辅助化疗期间对恶心呕吐缓解消化道症状的中药治疗。长的可服几年，如患者康复期服用一些补益类中药，有利于防止复发。临床报道，肠癌患者术后连续服健脾清热解毒中药3至5年，可减少复发。有报道肺癌、乳腺癌和子宫颈癌患者长期辅助应用扶正中药生存率可提高5至10年。

## ☆ 中药不要与西药混搭

中药和西药最好不要同时服用，因西药与中药、中成药之间的复杂关系很难确定，需严防服后产

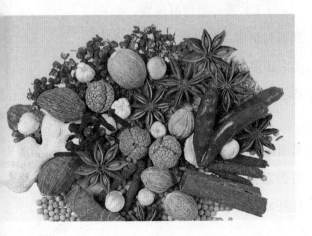

生拮抗作用或协同作用造成不良反应。为使药物被充分吸收，一般习惯把服用中药、西药的时间隔开。

## ☆ 饮料不能作为"药引"送服中药

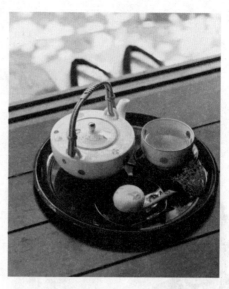

一般强调用温开水送服中药。用饮料、茶水等服药有可能降低或破坏药效。例如：茶水中含有的单宁酸与带有碱性的中药碰到一起会发生化学反应，产生沉淀减少有效成分，降低药力而影响疗效。

"煎药之法，最宜深讲，药之效不效，全在乎此"，前人在煎药、服药方面积累了很多的经验。

中药汤剂服用得当与否，关系到治疗的疗效。有了这方面的知识，有利于医患间的沟通，也能促进医患间的合作。

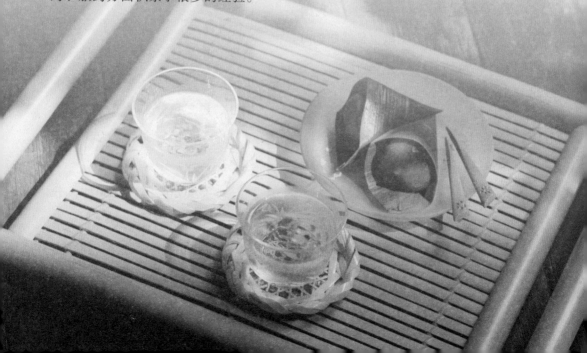

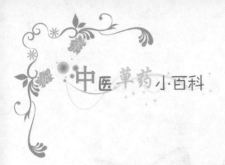
# 关于草药的历代著述简介

**中**医有着悠久的历史。早在远古时代，我们的祖先在与大自然作斗争中就创造了原始的医学。中医理论主要来源于对实践的总结，并在实践中不断得到充实和发展。我国关于中药的研究文献也是浩如烟海。

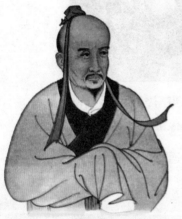

陶弘景

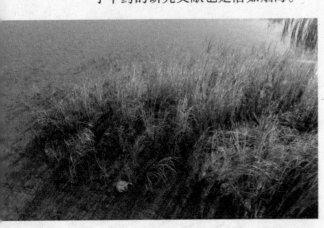

下面主要简介下关于草药的几部医学著述。

## ☆ 《本草经集注》

《本草经集注》是南北朝梁代陶弘景所编著。陶氏认为《本经》自"魏晋以来，吴普、李当之等更复损益，或五百九十五，或四百四十一，或三百一十九，或三品混揉，冷热交错，草石不分，虫兽无辨，且所主治，互有得失，医家不能备见"等问题，于是给予整理、作注。又从《名医别录》中选取365种药与《本经》合编，用红、黑二色分别写《本经》与《别录》的内容，名之为《本草经集注》。

本书共7卷，载药730种，分玉石、草木、虫兽、果、菜、米食、有名未用7类，这是药物分类的一个进步，但每类之中仍分三品。这种分类方法后来成了我国古代药物分类的标准方法，在以后的一千多年间一直被沿用，并加以发展。又创"诸病通用药"，如治风通用药有防风、防己、秦艽、芎䓖等；治黄疸通用药有茵陈、紫草等，这对临床选择用药有很大的助益。这种分类方法便于治疗参考，对医药的发展业起到了促进作用。

对药物的产地、采集时间、用量、服法、药品真伪等与疗效的关系，均有所论述。本书问世后有很大的影响，唐代的《新修本草》就是在此书基础上补充修订而成的。

《本草经集注》原书已佚，现

书已佚，现仅存有敦煌石室所藏的残本。但原书中的主要内容，还可从《证类本草》和《本草纲目》之中见到。

☆《汤液本草》

《汤液本草》是元代王好古撰写的一部药学著作。共三卷，刊于1289年。卷上为药性总论部分，选辑李杲《药类法象》《用药心法》的部分内容并作了若干补充。卷中、下分论药物，分草、木、果、菜、米谷、玉石、禽、兽、虫等九部，共收238种药物。书中所论药

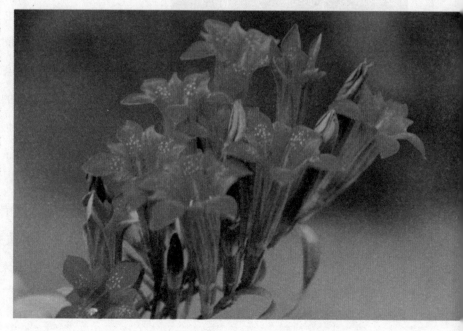

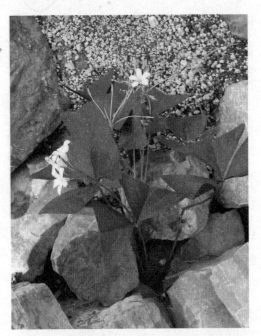

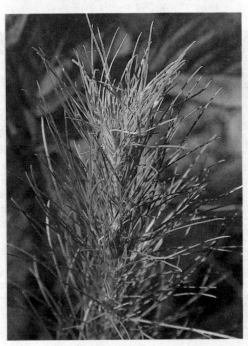

性，均根据各药所入三阴经、三阳经的特点，结合药物的气味、阴阳、升降浮沉等性能予以发挥，并附引了有关各家的论述。本书的特点是强调药物的归经、药物的气味的阴阳所属及升降浮沉，并以此出发征引前人之述，对所载药物的药性与功能主治作了详尽的发挥。

## ☆《滇南本草》

《滇南本草》是一部记述西南高原地区药物，包括民族药物在内的珍贵著作，全书共3卷流传于世，载药458种，这也是我国第一部地方本草专著。民间称此书的作者兰茂为"布衣科学家"。

在研究云南本草的过程中，兰茂仔细分辨药物的性质、气味、味道，还认真地考察了各种草本生长的环境、生长条件，然后绘为图形，详加叙述。《滇南本草》中不仅记载了云南草木蔬菜中可作药者，以及许多少数民族医药与汉族医药相互结合的实例，还记述了若干药材疗效的经验及民间的秘方等。

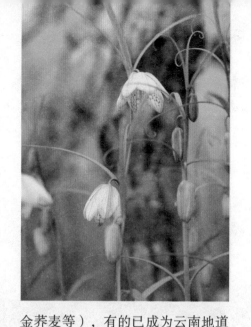

《滇南本草》书中所载许多药物都是《本草纲目》未载之药，对我国中医药学的完善作出了很大的贡献，尤其对云南本土医药研究具有宝贵价值。许多常见的中医药，都是始载于《滇南草本》。例如，可用于各种出血症常用的止血药物仙鹤草；有散寒解表、祛风除湿、活血舒筋、消食积、止痛等功效的灯盏花；还有具有祛风、利湿、通经活络的川牛膝、川草乌、贝母等都是始载于《滇南本草》。

《滇南本草》除了对草药的记载外，对花卉、水果甚至牛奶的药用价值都有记载，例如樱桃、蒲公英可入药等。《滇南本草》中记载了不少来源于彝族药的药材（如滇重楼、滇黄精、滇龙胆、云黄连、金荞麦等），有的已成为云南地道药材，并收载入《中国药典》。《滇南本草》对云南本地药材的记载，如："滇连，一名云连……功效胜川黄连百倍"，"云连"因此得名。这些记载对考证云南本地药材属性提供了依据。此外，在《滇南本草》中，还有关于云南人用烟草治病的记载："野烟，又名烟草，性温，味辛麻，有大毒。治疗毒疗疮、一切热毒疮；或吃牛马驴骡死肉，中此恶毒，唯用此物可救。"这种"野烟"也许就是云南

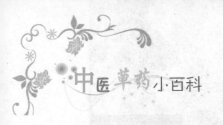
的原生烟，这些记载对研究云南烟草业发展的历史渊源有着紧密的联系。

《滇南本草》成书至今已近600年，被历代云南人奉为"滇中至宝"。多年来，不仅其药物学方面的内容日臻完善，而且在地名研究、酒文化及历史研究等方面都具有颇高的价值，被称为"药物学的《红楼梦》"。

☆《本草纲目》

《本草纲目》是明朝伟大的医药学家李时珍为修改古代医书的错误而编。李时珍以毕生精力，亲历实践，广收博采，实地考察，对本草学进行了全面的整理总结。《本草纲目》是李时珍历时29年心血编成的结晶，共有52卷，载有药物1892种。其中载有新药374种，收集医方11096个，书中还绘制了1160幅精美的插图，约190万字，分为16部、60类。每种药物分列释名（确定名称）、集解（叙述产地）、正误（更正过去文献的错误）、修治（炮制方法）、气味、主治、发明（前三项指分析药物的功能）、附方（收集民间流传的药方）等项。

《本草纲目》收录植物药有881种，附录61种，共942种。再加上具名未用植物153种，共计1095种，占全部药物总数的58％。李时珍把植物分为草部、谷部、菜部、果部、本部五部，又把草部分为山草、芳草、温草、毒草、蔓草、水草、石草、苔草、杂草等九类。《本草纲目》是我国医药宝库中的一份珍贵遗产，是对16世纪以前中医药学的系统总结，在训诂、语言文字、历史、地理、植物、动物、矿物、冶金等方面也有突出成就。本书十七世纪末即传播，先后多种文字的译本，对世界自然科学也有举世公认的卓越贡献。《本草纲目》是几千年来祖国药物学的总结。这本药典，不论从它严密的科学分类，或是从它包含药物的数目之多和流畅生动的文笔来看，都远远超过古代任何一部本草著作。被誉为"东方药物巨典"，对人类近代科学以及医学方面影响最大。

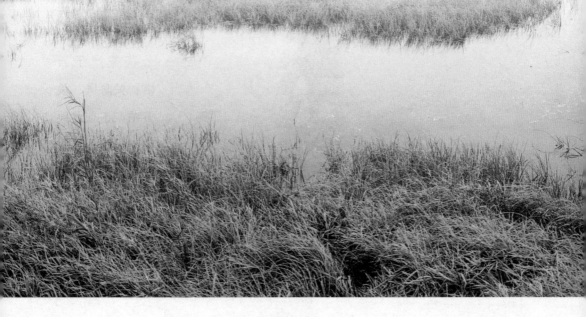

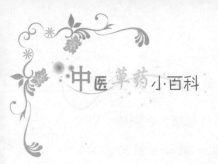
# 中草药的命名

中草药随着科技的不断发展，认识和应用的增多，在《中药大辞典》中收载者，已经有5767种。中药品种虽繁多，来源较广泛，但其命名都有一定的来历和意义，归纳起来大致有以下几类：

☆ 以产地命名

以产地命名的如川连、川芎、川贝母等，皆因主产于四川而得名。广藿香、广皮、广木香产于广东；建曲、建泽泻产于福建；云茯苓产于云南；关防风、关黄柏产于东北地区，因而得名。阿胶，因出产于山东省东阿县，故得其名。信石出信州，故名。苏合香，因产于

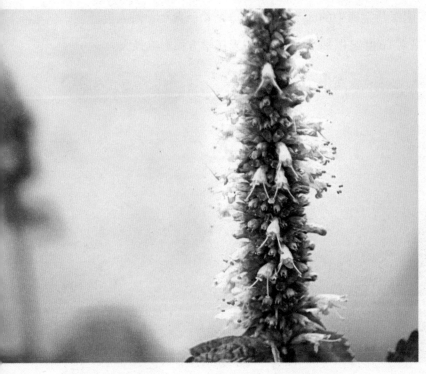

古苏合国而得其名。

## ☆ 以药物的生长形态命名

以药物的生长形态命名的如牛膝，因其茎有节，形状膨大似牛膝而得名。人参，入药用其根，其形状如人形，故名。佛手，其形状似人手有指，故呼佛手。猪苓，其根块黑如猪屎，故有其名。金毛狗脊，其根形似狗脊，毛如狗毛，故得其名。其他如车前草、沉香、木通、公丁香、马兜铃、连翘、两面针、七叶一枝花、八角莲、木蝴蝶、白头翁等皆以形态而得名。

## ☆ 以药物生长特点命名

以药物生长特点命名的如半

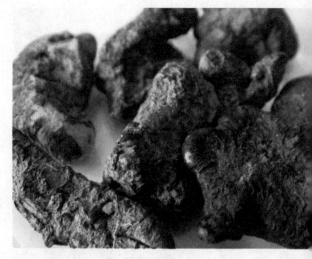

夏，农历五月间成熟，恰巧是夏季过了一半，故得其名。夏枯草因每到夏至便枯黄萎谢而得名，忍冬藤因经冬不凋而得名，万年青因四季常青而得名。冬虫夏草，因其冬为虫，夏为草，成虫体与菌座相连而得名。冬青子，因冬季采摘其成熟

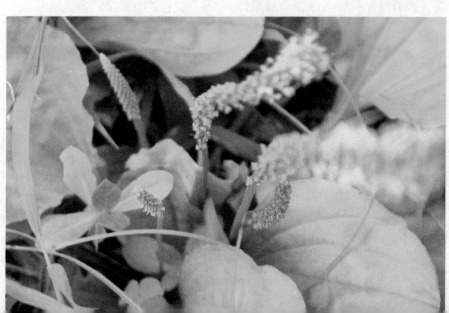

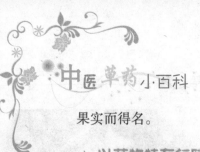
果实而得名。

## ☆ 以药物特有气味命名

以药物特有气味命名的如酸味的酸枣仁、甜味的甘草、苦味的苦参、辣味的细辛，皆以味而得名。

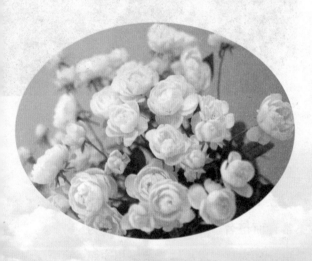

五味子，其因"皮肉甘酸，核中辛苦，都有咸味"，五味俱全故而得

名。鱼腥草因其叶具有鱼腥味而得名，黄花败酱草，因其具有陈败酱的特异气味而得名。麝香、丁香、茄香、藿香、降香均以香味而得名，臭灵丹、臭茉莉、臭梧桐则均以臭味而得名。

## ☆ 以药物的颜色命名

许多中药具有各种天然的颜色，因此，药物的颜色也成了药名的来源之一。如红色的有红花、赤芍、丹参等；黄色的有黄柏、黄连、黄芩、大黄等；青色的有大青叶、青皮、青蒿、青黛等；白色的有白芷、白术、白芍、白薇、白芨等；黑色的有黑豆、黑丑、黑芝麻等；紫色的有紫草、紫花地丁等。

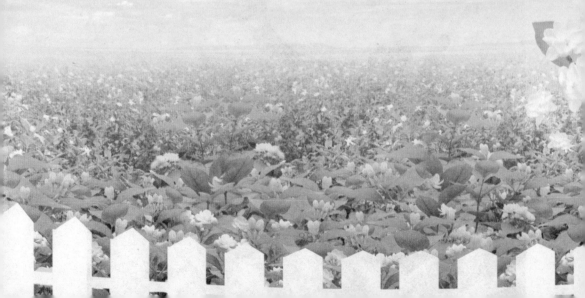

## ☆ 以植物的药用部分命名

植物以花入药的有菊花、洋金花、旋覆花等；以子入药的有莲子、莱菔子、菟丝子、枸杞子等；以叶入药的有艾叶、苏叶、淡竹叶、侧柏叶等；以藤入药的有海风藤、夜交藤、鸡血藤等；以根入药的有葛根、芦根、山豆根等；以皮入药的有丹皮、泰皮、五加皮、地骨皮等；以木质部分入药的有苏木、竹茹等。

## ☆ 以药物功效命名

以药物功效命名的如防风能治诸风头痛，泽泻能泽利水湿，益母草能治妇科病，千年健能"祛风延年"，远志能益智安神强志，骨碎补为治疗打损伤补骨碎之要药，因此而得名。威灵仙则因"威言其性猛，灵仙言其功效"而得名。

王不留行为催奶之要药，"性走而不住，虽有王命不能留其行，故而得名"。

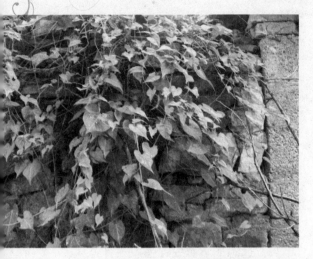

"何首乌"。

## ☆ 以民间传说故事命名

以民间传说故事命名的如牵牛子，传说是田野人服此药后病愈，牵牛酬谢而得名。淫羊藿，陶弘景说："西川北部有淫羊，一日百遍合，盖食此藿所致"，故名淫羊藿。禹余粮，传说大禹治水成功后，将余粮抛弃在江边和山岗上，后来变成一种涩肠止泻、收敛止血的良药，所以人们称为"禹余粮"。石榴，别名安石榴，传说为汉张骞出使西域后从安石国带回，故取其名。

## ☆ 以药物发现人的名字命名

以药物发现人的名字命名的如南朝宋武帝刘裕，小名寄奴，因发现刀枪箭药，一敷即愈，人们便将此药

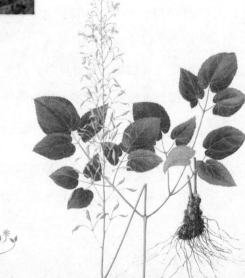

唤"刘寄奴"。俗传潘州郎中郭使君，治疗小儿疾病多采"留求子"，后医家便称此药为"使君子"。何首乌，因顺州何田儿老来无子，服用此药后须发皆黑，老来得子，寿绵百余岁，故将此药取名

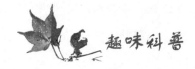

趣味科普

## 草药的趣味药名

以十二生肖命名——如鼠粘子、牛膝、虎耳草（金丝荷叶）、兔子草、龙胆草、蛇舌草、马鞭草、羊蹄根、猴头藤、鸡血藤、狗耳朵草、猪沙沙草（马齿苋）等。

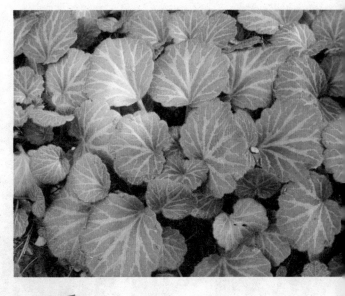

以天地人、日月星辰命名——如天南星、地骨皮、人见愁（又名血见愁）、千日红、六月雪、满天星等。药名道出特征，贴切传神。

以春夏秋冬、东南西北命名——如春辛草、夏枯草、秋白菊、冬葵子、东阳草、西赤芍、南茨实、北鹤虱等。名中含有时令和方经，教人适时采收。

以长幼辈份称呼及神仙玉佛命名——如蒲公英、雷公藤、益母草、婆婆针（盲肠草）、妹妹草（水草头）、灰神、仙鹤草、玉米须、佛手瓜等。

以颜色命名——如红花、黄皮叶、板蓝根、白茅根、黑芝麻、青枯叶、紫苏叶等。以数字命名——如半枝莲、一见喜、二色花藤（金银花）、三七草、四叶参、五茄皮、六月雪、七叶一枝花、八宝、九龙根（虎杖）、十大功劳叶、百合、千斤草（牛筋草）、万年青等。

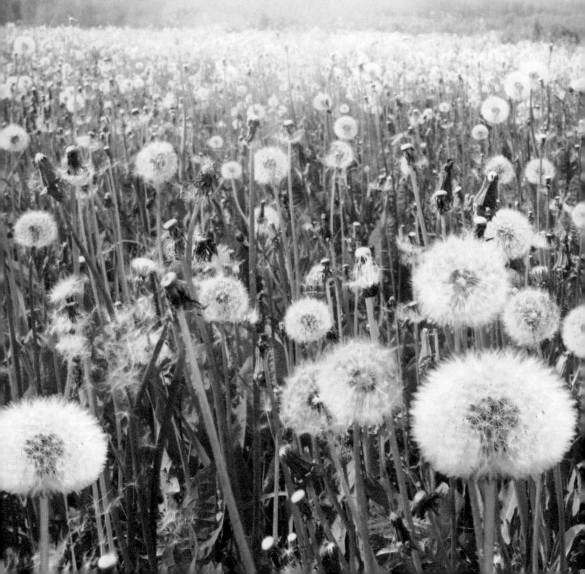

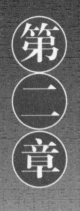

# 第二章 众多的根和根茎类中草药

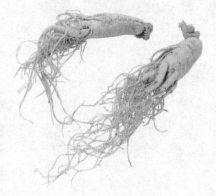

　　在中药里有许多药物属于植物，而植物中以根和根茎的药用最多。根茎是变态茎的一种，某些植物的枝干并不在地面以上生长，而是在土壤中生长。根的作用是吸收土壤中的营养，而根茎不是，它只是扩展植物的体积。从植物学角度来说，根茎是地下茎的总称，包括根状茎、块茎、球茎及鳞茎等。根茎类中药是指地下茎或带有少许根部的地下茎药材，鳞茎则带有肉质鳞叶，形状有圆柱形、纺锤形、扁球形或不规则团块状等。蕨类植物的根茎常有鳞片或密生棕黄色鳞毛。一般来说，双子叶植物根茎维管束环状排列，中央有明显的髓部；单子叶植物根茎通常可见内皮层环纹，皮层及中柱均有维管束散布，髓部不明显。

　　常用的根和根茎类中草药主要有人参、三七、牛膝、甘草、大蒜、干姜、山姜、山药、元参、丹参、玉竹、锁阳、漏芦、薯莨、紫苏、九里明、了哥王、千斤拔、千年健、牛大力、巴戟天、西河柳、延胡索、麦门冬、刺五加、骨碎补等。下面我们就来介绍下其中的一些根和根茎类中草药。

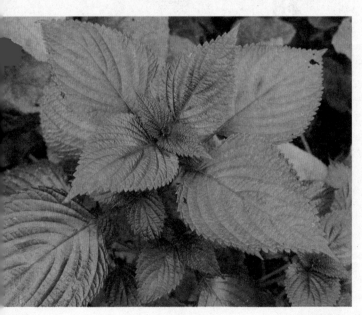

# 根类中草药简介

## ☆ 人　参

　　人参，别名棒棰、山参、园参、人衔、鬼盖、土精、神草、黄参、血参、地精、百尺杵、海腴、金井玉阑、孩儿参、棒棰，为五加科植物人参的干燥根。人参与三七参、西洋参，统称世界三大参，人参又被称为"参之王"、"百草之王"，有血液卫士之称。人参是闻名遐迩的"东北三宝"（人参、貂皮、鹿茸）之一。人参寿命为400年左右，多生长于海拔500～1100米的山地缓坡或斜坡地的针阔混交林或杂木林中，其分布于吉林、辽宁、黑龙江、河北、山西、湖北等地。

　　具体来说，栽培的为"园参"，野生的为"山参"。将幼小

的野山参移植于田间，或将幼小的园参移植于山野而成长的人参，称为"移山参"。园参经晒干、烘干，称"生晒参"；山参经晒干，

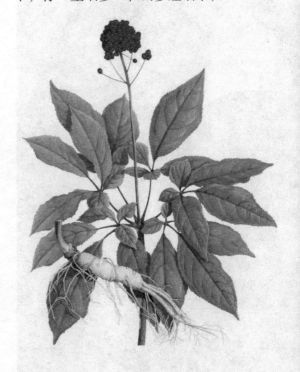

称"生晒山参"；蒸制、干燥后，称"红参"。白参选用身短、质较

次的高丽参，用沸水烫煮片刻，然后晒干制成。人参是珍贵的中药材，但由于过度采挖，人参赖以生存的森林生态环境遭到严重破坏。山西"上党参"已灭绝，且东北参也处于濒临灭绝的边缘。目前人

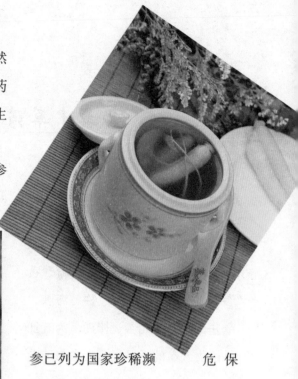

参已列为国家珍稀濒危保护植物，严禁采挖。

人参大补元气、生津安神，主治劳伤虚损、食少、倦怠、反胃吐食、大便滑泄、虚咳喘促、自汗暴脱、惊悸、健忘、眩晕头痛、阳痿、尿频、消渴、妇女崩漏、小儿慢惊及久虚不复等一切气血津液不足之症。内服煎汤，每次1.5~9克即可。但人参不可滥用，服用人参后忌吃萝卜和各种海味，忌饮茶，忌用五金炊具。

人参的食用方法有：

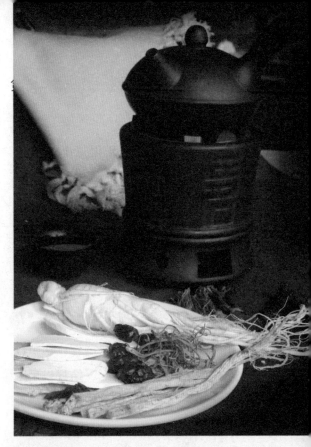

炖服：将人参切成2厘米薄片，放入瓷碗内，加满水，封密碗口，放置于锅内蒸炖4至5小时即可服用；

嚼食：以2至3片人参含于口中细嚼，生津提神；

磨粉：将人参磨成细粉，每天吞服，每次1～1.5克；

冲茶：将人参切成薄片，放在碗、杯中，用开水冲泡，闷盖5分后即可服用；

泡酒：将整根人参可切成薄片装入瓶内用50至60度的白酒浸泡，每日斟情服用；

炖煮食品：将人参和瘦肉、小鸡、鱼等烹炖，可滋补强身。

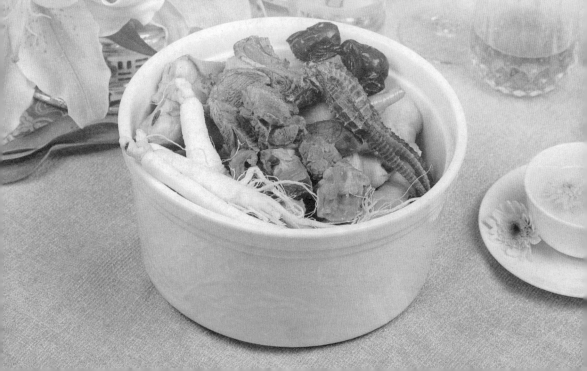

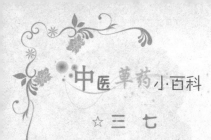
## ☆三七

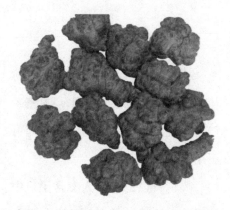

三七，别名开化三七、人参三七、田七、金不换、盘龙七。明代药学家李时珍称其为"金不换"，是中药材中的一颗明珠。清朝药学著作《本草纲目拾遗》中记载："人参补气第一，三七补血第一，故称人参三七。"三七分"春三七"和"冬三七"两种，在结籽之前采收的为春三七，结籽以后采收的为冬三七。以春三七的品质为佳，体重、色好、光滑、坚实而不空泡者最好。三七产于云南、广西、贵州、四川等省，以云南文山州和广西靖西县、那坡县所产的三七质量较好。三七是云南白药的主要成分，花叶可当茶饮。

三七分为三七花、三七头（三七粉）、三七根。其中三七花每年6至8月份采摘，用于降血压、降血脂；三七粉是三七的头磨成的粉，用于心脑血管疾病；三

头即三七的根头部，用于心脑血管疾病；三七根主治理气、收涩、消肿、痢疾、腹泻、喉炎、劳伤、跌打损伤、红肿疼痛。

三七能促进血液循环，扩张冠状动脉，降低心脏耗氧量，减轻心肌工作负担。主治散瘀止血、消肿定痛、各种内外出血（咯血、吐血、衄血、便血、崩漏、外伤出血）、胸腹刺痛、跌扑肿痛、胸闷、心绞痛、降低胆固醇和血脂。血虚或血热出血者禁用三七，对三七过敏者禁用。三七药膳是一种兼有药物功效和食品美味的特殊膳食，有三七须根炖鸡或炖排骨、三七炖螃蟹、三七药酒等。

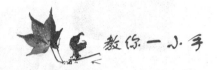

教你一小手

### 三七炖螃蟹

三七粉10克，与适量螃蟹（清刷干净）用文火炖，待蟹肉炖熟时，药汤与蟹肉同食，极有助于清热散血，舒筋活血，凡跌打损伤，瘀滞肿痛者皆可服食。

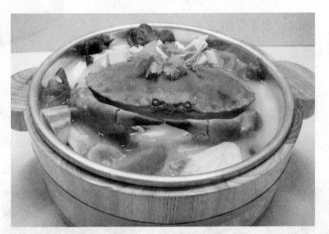

### 三七须根炖鸡或炖排骨

将三七须根20克，放入冷水中浸泡20分钟左右，加鸡肉或排骨500克、盐少许用文火炖1至2小时即可食用。此食疗方法有益气养血、治疗崩漏、产后虚弱、自汗、盗汗、滋阳强壮的作用，可治疗老年人的头风痛、腰肌酸软无力等症。

## ☆ 苎麻根

苎麻根别名家苎麻、野麻、白麻、园麻、青麻等，为荨麻科植物苎麻的根。

苎麻为多年生草本或亚灌木，高1~2米。根呈不规则圆柱形，略弯曲。长4~30厘米，直径0.4~5厘米。表面灰棕色，密生疣状突起及横向皮孔。切面皮部棕色，易剥落，木部黄白色。质坚硬，断面粉性。气微，味淡，有粘性。茎直立，分枝，绿色，有短或长

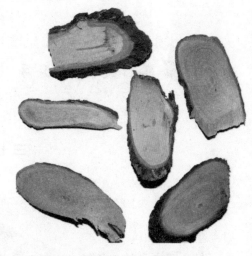

毛。叶互生，阔卵形或近圆形，长5~16厘米，宽3.5~14厘米，先端尾尖，基部宽楔形或圆形，边缘具粗齿，上面粗糙，下面密生白色绵毛。花单性同株，花序圆锥形；雄花序在雌花序下，雄花花被4片，有退化雌蕊；雌花序簇生或球形，花被管状，4齿裂，子房1室，内含1胚珠。瘦果椭圆形，有毛，外被宿存花被，顶有宿存柱头，丝状。花期5

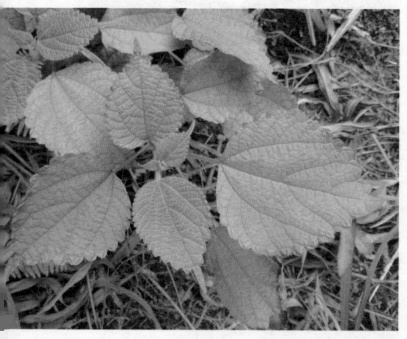

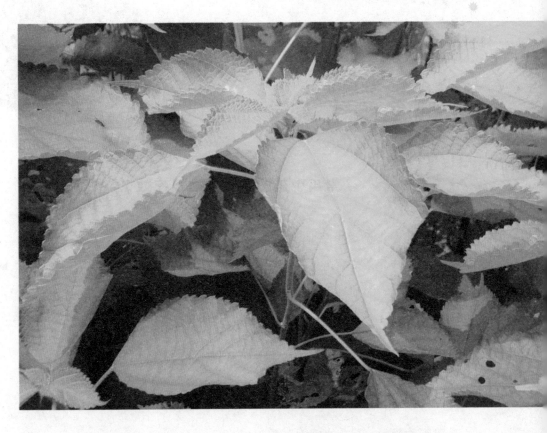

至8月，果期8至10月。

　　苎麻生于荒地、山坡，也可地里栽培。主产浙江、江苏、安徽。苎麻可冬春季采挖，洗净，晒干。

　　苎麻根含有大黄素，性寒，味甘。可清热利尿、安胎止血、解毒。用于感冒发热、麻疹高烧、尿路感染、肾炎水肿、孕妇腹痛、胎动不安、先兆流产、跌打损伤、骨折、疮疡肿痛、出血性疾病。

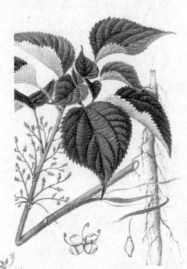

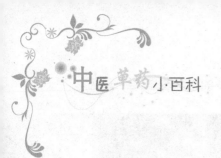
趣味百花园

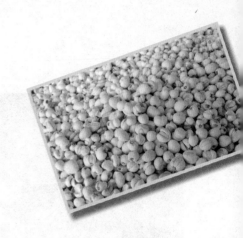

## 常用中药的鉴定方法及疗效

北沙参：干燥根茎北沙参，黄白颜色细长条，细直纹理显粗糙，皮木易分气特异，清肺泻火养阴好。

川贝母：松贝个小怀抱月，青贝观音合掌状，炉贝马芽顶开裂，质硬而脆富粉性，润肺化痰能止咳。

浙贝：除去新芽为大贝，大贝鳞片如小船；不去新芽是珠贝，珠贝完整呈圆状，清热散结化痰先。

川木香：表面黄褐细纵皱，丝瓜络样细筋脉，断面中心腐朽状，香气浓郁油腺密，行气止痛疗泻痢。

平贝母：外层二磷叶肥厚，大小相近互抱合，断面白色具粉性，质硬而脆气微苦，清热润肺化痰咳。

青木香：干燥根茎青木香，木皮之间环纹状，质脆易折黄褐色，芳香浓郁味苦辛，行气止痛消肿灵。

天麻：椭圆略扁稍弯曲，点状环纹十余圈，头上枯芽鹦鹉嘴，断面黄白角质样，镇惊祛风治头眩。

元胡：类似扁球形，断面黄棕或金黄，蜡样光泽角质样，炮制多呈黑褐色，止痛调经把病治。

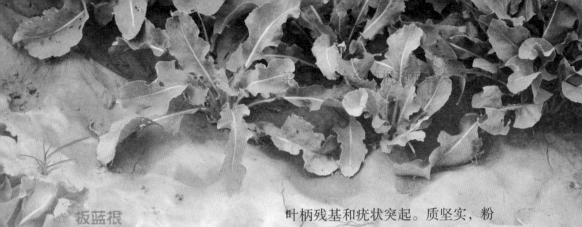

### 板蓝根

板蓝根为十字花科植物菘蓝的根。

板蓝根为二年生草本。茎直立，上部多分枝。叶互生，基生叶具柄，叶片长圆状椭圆形，长15～30厘米，宽3～7厘米，全缘或波状；茎生叶长圆形或长圆状披针形，长3～5厘米，宽0.5～3.5厘米，先端钝或尖，基部垂耳圆形，抱茎，全缘。复总状花序顶生，花黄色；萼片4；花瓣4，倒卵形；雄蕊6，四强；子房上位，1室。长角果矩圆形，扁平，边缘翅状。花期4至5月，果期6月。

板蓝根圆柱形，稍扭曲，长8～20厘米，直径0.5～1厘米。表面灰黄色淡黄棕色，有纵皱纹及横长皮孔，并有支根痕；根头稍膨大，顶端有盘状凹陷的茎基痕，四周有叶柄残基和疣状突起。质坚实，粉性，断面皮部黄白色，木部黄色。板蓝根含芥子甙、靛玉红、蚍哚甙、BETA-谷甾醇、腺苷、棕榈酸和蔗糖等。其性寒，味苦。

板蓝根主产河北、北京、黑龙江、河南、江苏、甘肃。10～11月经霜后来挖，带泥晒至半干扎把，去泥，理直后晒干。

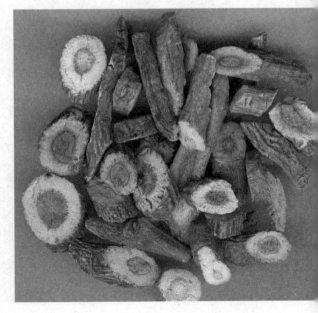

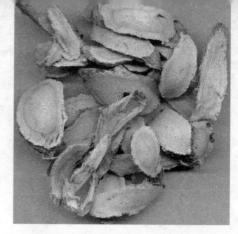

板蓝根可清热解毒、凉血利咽。可治疗发斑、喉痹、丹毒、痈肿；可防治流行性乙型脑炎、急慢性肝炎、流行性腮腺炎、骨髓炎。

☆ 黄 芪

黄芪又名黄耆，为豆科植物蒙古黄芪的根，是植物和中药材的统称。植物黄芪产于内蒙古、山西、甘肃、黑龙江等地，为国家三级保护植物。中药材黄芪为豆科草本植物蒙古黄芪、膜荚黄芪的根，具有补气固表、利水退肿、托毒排脓、生肌等功效。黄芪的药用迄今已有2000多年的历史，现代研究，黄芪含皂甙、蔗糖、多糖、多种氨基酸、叶酸及硒、锌、铜等多种微量元素。有增强机体免疫功能、保肝、利尿、抗衰老、抗应激、降压

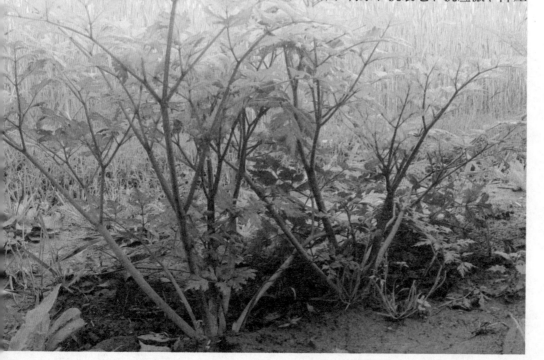

和较广泛的抗菌作用。但表实邪盛，气滞湿阻，食积停滞，痈疽初起或溃后热毒尚盛等实证，以及阴虚阳亢者，均须禁服。

黄芪因产地不同又分为宁古塔芪、红兰芪、黑石滩芪、北口芪（又名口芪、正口芪）、绵黄芪（又名原生芪、白皮芪、箭芪，产于甘肃定西、山西绵山，形似箭杆，故有箭芪之称）、西黄芪（又名西芪，产于山西浑源、阳交、山阴、天镇等地）、库黄芪（又名库伦黄芪、库伦芪、库芪，产于内蒙古库伦）。

黄芪是名贵中药材，民间有冬令取黄芪配成滋补强身之食品的习惯。主产于山西、黑龙江、辽宁、河北。黄芪以根条粗长、皱纹少、粉性足、坚实绵韧、味甘、无空心及黑心为佳。黄芪具有利尿托毒，排脓，敛疮生肌的功效；用于气虚乏力、食少便溏、久泻脱肛、便血崩漏、表虚自汗、气虚水肿、慢性肾炎、蛋白尿、糖尿病。黄芪的服法有：每天用黄芪5～10克左右，开水泡10至20分钟后代茶饮用；每天用黄芪30克左右，水煎后服用，或用黄芪30克，枸杞子15克，水煎后服用，对气血虚弱的人效果更佳；取黄芪50克左右，煎汤以后，用煎过的汤液烧饭或烧粥，就成黄芪饭、黄芪粥；在烧肉、烧鸡、烧鸭时，放一些黄芪，增加滋补作用。

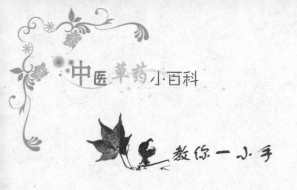
教你一小手

## 黄芪的医疗药方

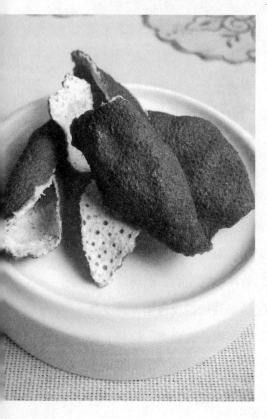

　　治疗小便不通时，用黄芪二钱，加水二碗，煎成一碗，温服。小儿减半；治疗老人便秘时，用黄芪、陈皮各半两，研细。另用大麻子，捣烂，加水揉出浆汁，煎至半干，调入白蜜一匙，再煮过，把黄芪、陈皮末加入调匀服下，两服可通便；治疗脑梗塞时，生黄芪60克，天麻、川芎、桃仁、牛膝、莪术各10克，生当归、生丹参各20克，钩藤15克。阳闭者加安宫牛黄丸，阴闭者加苏合香丸，痰盛者加半夏、胆南星、石菖蒲、茯苓、竹茹等，脱证加人参、附子，肝肾亏虚加左归丸。1日1剂，水煎2次混合，早晚分服；治疗脑动脉硬化症时，生黄芪25克，茯苓、海藻、法夏各10克，首乌、麦冬各15克，水蛭6克，炒杏仁3克。肾阳虚加淫羊藿、鹿角霜、巴戟天；肾阴虚加女贞子、熟地、旱莲草、山萸肉、枸杞子；失眠加枣仁、夜交藤、生牡蛎等；痰浊加胆南星、陈皮等。1日1剂，水煎3次，早、中、晚分服。

## ☆ 葛 根

葛根别名葛条、粉葛、甘葛、葛藤，为豆科植物野葛的根。

葛为藤本，长约达10米，全株被黄褐色长硬毛。三出复叶互生，托叶盾状着生，卵状椭圆形；中央小叶菱状卵形或宽卵形，侧生小叶斜椭圆形，两面被糙毛，背面较密；托叶盾形，小托叶针状。总状花序腋生，花密集；小苞片卵形或披针形；花萼钟状，萼齿5，上面2齿合生，下面1齿较长，内外面均被黄色柔毛；花冠蝶形，蓝紫色，长约1.5厘米。荚果线形，长5～10厘米，扁平，密生黄褐色长硬毛。花期5至9月，果期8至10月。

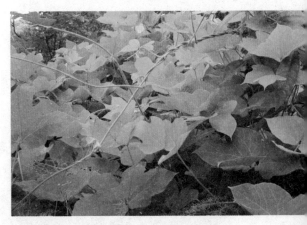

葛生于山坡草丛、路旁、疏林中较阴湿处。主产湖南、浙江、河南、广东。葛根可秋、冬季采挖，趁鲜切成厚片或小块，干燥。

葛根干燥块根呈长圆柱形，药材多纵切或斜切成板状厚片，长短不等，约长20厘米左右，直径5～10厘米，厚0.7～1.3厘米。白色或淡棕色，表面有时可见残存的棕色外皮，切面粗糙，纤维性强。质硬而重，富粉性，并含大量纤维，横断面可见由纤维所形成的同心性环层，纵切片可见纤维性与粉质相间，形成纵纹。葛根性凉，味甘、辛，无臭。葛根以块肥大、质坚实、色白、粉性足、纤维性少者为佳；质松、色黄、无粉性、纤维性多者质次。

葛根含多种黄酮类成分，主要活性成分为大豆素、大豆甙、葛根素、葛根素等。可解表退热、生津、透疹、升阳止泻。用于外感发热头痛、高血压颈项强痛、口渴、消渴、麻疹不透、热痢、泄泻。

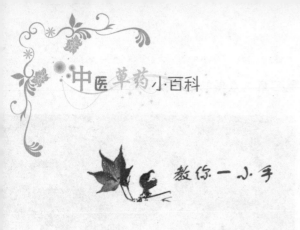
教你一小手

## 桂花葛粉羹

　　桂花糖5克，葛根50克。先用凉开水适量调葛粉，再用沸水冲化葛粉，使之成晶莹透明状，加入桂花糖调拌均匀即成。此羹甘甜润口，气味芬芳，具有迟热生津，解肌发表的功效，适用于发热、口渴、心烦、口舌溃疡等病症。

## 葛根粉粥

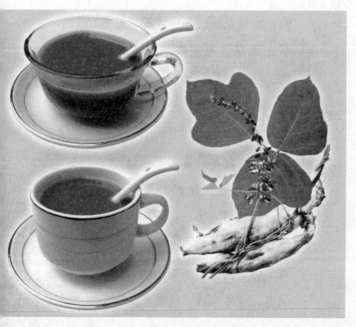

　　葛粉200克，粟米300克。用清水浸粟米一晚，第二天滗出，与葛粉同拌均匀，按常法煮粥，粥成后酌加调味品。此粥软滑适口，清香沁脾，具有营养机体，时举阳气的功效，适用于防治心脑血管病症。高血压，糖尿病，腹泻，痢疾患者宜常食之。

## ☆ 党 参

党参别名潞党参、汶党参、晶党参，为桔梗科植物党参的根。

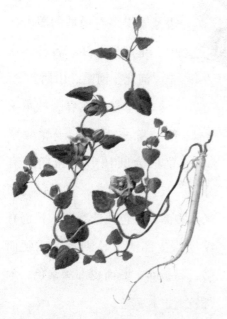

党参为草质藤本，有白色乳汁，具浓臭。叶卵形，长1～6.5厘米，宽0.5～5厘米，先端钝或微尖，基部近心形，边缘具波状钝齿，两面被疏或密的伏毛。花单生于枝端；花萼贴生至于房中部，上部5裂；花冠阔钟状，黄绿色，内面有紫斑，先端5浅裂；雄蕊5，花丝花药近等长，雌蕊柱头有白色刺毛。蒴果短圆锥状。花期7至9月，果期9至10月。

党参生于山地林边及灌丛中。产山西、陕西、甘肃、四川、云南、贵州、湖北、河南、内蒙古及东北。可秋季来挖，反复揉搓、晾晒至干。

党参根长圆柱状，中下部有时分枝，长15～40厘米，直径0.6～5厘米。表面灰或灰棕色，有纵沟并疏生横长皮孔，上端5～10厘米，部分有较细密的环纹，根头具疣状突起的茎痕，习称"狮子盘头"，破碎处常有黑褐色胶状物。质稍硬，断面皮部黄白色，多裂隙，木部淡黄色。气微香，味甘。

党参根含烟酸、党参酸、丁香甙、丁香醛、香草酸，以及植物甾醇、三萜类、单糖、多糖等。其性平，味甘。可补中益气、健脾生津。用于脾肺虚弱、气短心悸、食少便溏，四肢倦怠。

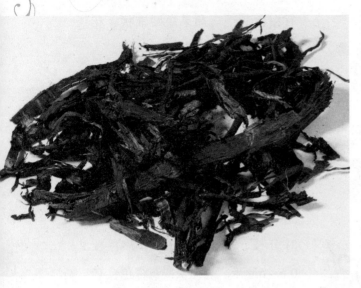

## ☆ 紫 草

紫草别名硬紫草、大紫草、红条紫草，为紫草科植物紫草的根。

紫草为多年生草本，有平伏状粗毛。根粗大，圆锥形，干时紫色。茎直立，上部分枝。叶互生，披针形，长4.5～8厘米，宽1～2厘米，无柄或具柄。花萼裂片线性；花冠白色，长6～8毫米，喉部有5鳞片，鳞片顶端微凹。小坚果卵形，长约3毫米，灰白色，光滑。花期5至6月，果期7至8月。

紫草生于荒山田野、路边及干燥多石山坡的灌木丛中。主产黑龙江、吉林、辽宁、河北、河南、山西。

紫草根可在春、秋季采挖，除去泥沙，干燥。紫草根为圆柱形，扭曲，有分枝，长7～14厘米，直径1～2厘米。表面紫红色或紫黑色，粗糙有纵纹，皮部薄，易剥落。质硬而脆，易折断，断面皮部深紫色，木部较大，灰黄色。

紫草根含乙酰紫草素、紫草素等。其性寒，味甘、咸。可凉血、活血、解毒透疹。用于血热毒盛、斑疹紫黑、麻疹不透、疮疡、湿疹、水火烫伤。

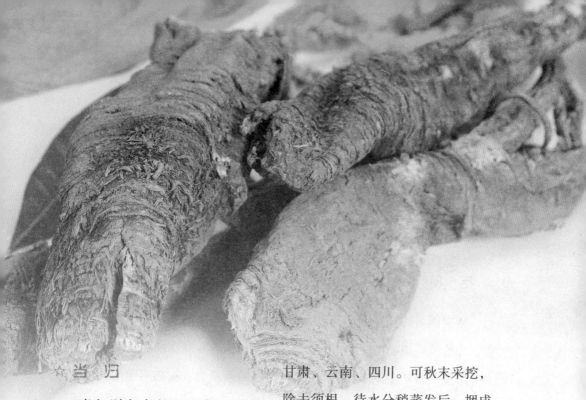

## ☆ 当 归

当归别名秦归、云归、西当归、岷当归，为伞形科植物当归的根。

当归为多年生草本，茎带紫色。基生叶及茎下部叶卵形，2～3回三出或羽状全裂，最终裂片卵形或卵状披针形，3浅裂，叶脉及边缘有白色细毛；叶柄有大叶鞘；茎上部叶羽状分裂。复伞形花序；伞幅9～13；小总苞片2～4；花梗12～36，密生细柔毛；花白色。双悬果椭圆形，侧棱有翅。花果期7至9月。

当归生于高寒多雨山区。主产甘肃、云南、四川。可秋末采挖，除去须根，待水分稍蒸发后，捆成小把，上棚，用烟火慢慢熏干。

当归近圆柱形，下部有多条支根，长15～35厘米。表面黄棕色至棕竭色，具纵皱纹及横长皮孔。根头直径1.5～4厘米，具环纹，有紫色或黄绿色茎、叶残基，主根表面凹凸不平；支根直径0.3～1厘米，上粗下细，多扭曲。质柔韧，断面黄白色或淡黄棕色，皮部厚，有裂隙及棕色油点。气特异，味甘、辛、微苦。

当归根含基本内酯、正丁烯酰内酯、阿魏酸、烟酸、蔗糖和多种

氨基酸。可补血活血、调经止痛、润肠通便。用于血虚萎黄、眩晕心悸、月经不调、闭经痛经、虚寒腹痛、肠燥便秘、风湿痹痛、跌扑损伤、痈疽疮疡。

## ☆ 桔 梗

桔梗别名铃当花、白药、土人参，为桔梗科植物桔梗的根。

桔梗为多年生草本，以东北、华北地区产量较大，华东地区质量较优。秋季采挖，除去须根，刮去外皮，放清水中浸2至3小时，切片，晒干生用或炒用。

桔梗根为长圆柱形或长纺锤形，稍扭曲，长6~20厘米，直径1~2厘米，表面淡黄白色或淡黄棕色（未去栓皮者），有扭转纵沟及横长皮孔斑痕，上部有横纹；顶端有较短的根茎，其上有半月形茎痕。质脆，断面不平坦，形成层环棕色，皮部类白色，木部淡黄白色。味微甜后苦。桔梗有镇咳作用，有增强抗炎和免疫作用，其抗炎强度与阿斯匹林相似；能增强巨噬细胞的吞噬功能，增强中性白细胞的杀菌力，提高溶菌酶活性；对应激性溃疡有预防作用。桔梗除用于呼吸系统疾病外，苍术桔梗汤（苍白术、桔梗）可治疗小儿病毒性与消化不良性肠炎；大黄桔梗，开水泡服，可治抗精神病药物所致的排尿困难；桔梗、当归、川芎饮片煎煮，制成乳剂擦面部皮疹处，可治疗黄褐斑。

　　具体地说，桔梗用于风寒咳嗽痰多，胸闷不畅，配紫苏、杏仁；风热咳嗽，配桑叶、菊花、杏仁；治痰滞胸痞，配枳壳。桔梗用于外邪犯肺，咽痛失音者，配甘草、牛蒡子；桔梗用于咽喉肿痛，热毒盛者，配射干、马勃、板蓝根。桔梗用于肺痈咳嗽胸痛、咯痰腥臭，配甘草；临床上可再配鱼腥草、冬瓜仁，以加强清肺排脓之效。但凡气机上逆、呕吐、呛咳、眩晕、阴虚火旺咳血等不宜用，胃、十二指肠溃疡慎服，用量过大易致恶心呕吐。需要注意的是，桔梗只宜口服，不能注射。

## ☆ 独　活

　　独活别名资丘独活、恩施独活、巴东独活，为伞形科植物重齿毛当归的根。

　　独活为多年生草本，高60～100厘米。茎带紫色，光滑，有槽纹。基生叶及茎下部叶三角形，羽状全

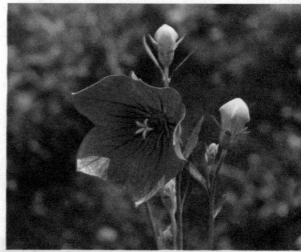

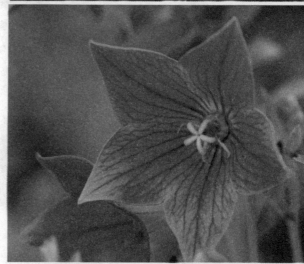

裂，最终裂片长圆形，两面均被短柔毛，边缘有不整齐重锯齿；茎上部叶简化成叶鞘。复伞形花序密被黄色柔毛；伞幅10至25；小总苞片5至8；花梗15至30；花白色。双

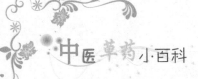
悬果长圆形，侧棱翅状。花期7至9月，果期9至10月。

独活生于山谷沟边或草丛中，也可地里栽培。主产湖北、四川。可春初苗刚发芽或秋末茎叶枯萎时采挖，除去须根，阴干或烘干。

独活根头及主根粗短，略呈圆柱形，长1.5～4厘米，直径2～3.5厘米，下部分出数条弯曲的支根。表面灰棕色或黄棕色，有纵皱纹、横长皮孔及稍突起的细根痕，主根有环纹，顶端平截，有多列环状叶柄

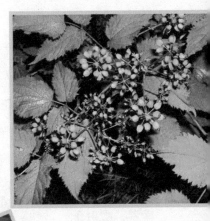

痕，中央为凹陷的茎痕。质坚硬，断面皮部灰白色，有多数散在的棕色油室，木质部灰黄色至黄棕色。香气浓郁，味苦辛，麻舌。其含佛手柑内酯、二氢山芹当归油酯、二氢山芹醇、二氢山芹醇乙酸酯、伞花内酯及东莨菪内酯等多种香豆精类化合物。独活根可祛风湿、通痹止痛。用于风寒湿痹、腰膝疼痛。

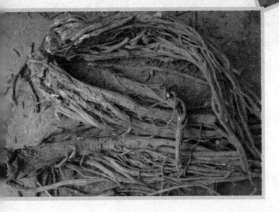

## ☆ 天 冬

天冬别名大当门根，为百合科

植物天门冬的根。

天门冬为攀援状多年生草本。茎细，有纵槽纹。叶状枝2至3枚簇生叶腋，线形，扁平，长1～3厘米，宽1毫米左右，叶退化为鳞片，主茎上的鳞状叶常变为下弯的短刺。花1至3朵簇生叶腋，黄白色或白色；花被片6；雌蕊1，子房3室。浆果球形，熟时红色。其花期5月。生于山野，亦栽培于庭园。分布我国中部、西北、长江流域及南方各地。

天门冬可于秋、冬季采挖，除去须根入沸水中煮或蒸，除去外皮，微火烘干或用硫磺熏后再烘干。其块根呈圆纺锤形，长6～20厘米，中部直径0.5～2厘米。表面黄白色或浅黄棕色，呈油润半透明状。干透者质坚硬而脆，未干透者质柔软，有粘性，断面蜡质样。味甘、微苦。

天冬含多种螺旋甾甙类化合物天冬甙Ⅳ、天冬酰胺、瓜氨酸、丝氨酸等近20种氨基酸，以及低聚糖Ⅶ；并含有5-甲氧基-甲基糠醛。其性寒，味甘、苦。可养阴生津、润肺清心。用于肺燥干咳、虚劳咳嗽、津伤口渴、心烦失眠、内热消渴、肠燥便秘、白喉。

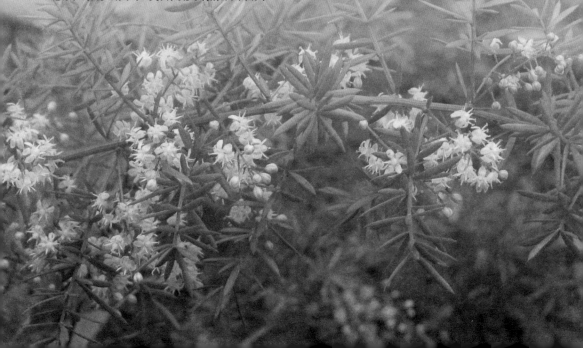

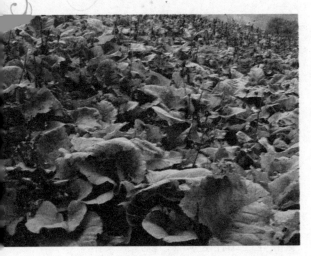

15～30厘米，基部心形，下延成不规则分裂的翅状；边缘不规则倾波状或浅裂并具稀疏的刺，两面有短毛；茎生叶基部翼状抱茎。头状花序顶生和腋生，花序直径约3厘米，常数个集生于花茎顶端，总苞片约10层；花冠暗紫色，5裂；雄蕊5，聚药；子房下位，花柱伸出花冠外。瘦果长锥形，上端有两层羽状冠毛。其花期7～8月，果期8～10月。多栽培于海拔2500米以上的高山。主产云南、四川。

## ☆ 木 香

木香别名云木香、广木香，为菊科物木香的根。

木香为多年生草本，高1.5～2米，主根粗大。茎被稀疏短柔毛。茎生叶有长柄，叶片三角状卵形或长三角形，长30～100厘米，宽

木香可于秋、冬季采挖，除去杂质，切段，干燥后撞去粗皮。其根呈圆柱形或半圆柱形，长5～10厘米，直径0.5～5厘米。表面黄棕

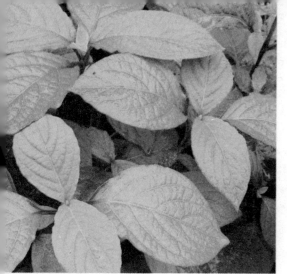

色至灰棕色，有皱纹、纵沟及侧根痕，有的可见网状纹。质硬，难折断，断面较平坦，棕色至暗棕色，散有棕色点状的油室，形成层环棕色，有放射状纹理，老根中央多枯朽。气芳香，味甜、苦，稍刺舌。

木香含木香内酯、二氢木香内酯、风毛菊内酯、木香烃内酯、二氢木香烃内酯等。其性温，味辛、苦。可行气止痛、健脾消食。用于胸脘胀痛、泻痢后重、食积不消、不思饮食。

☆ 牛　膝

牛膝别名怀牛膝、对节草、土牛膝，为苋科植物牛膝的根。

牛膝为多年生草本，高30～110厘米。茎直立，方形，有疏柔毛，茎节膨大。叶对生，椭圆形成阔披针形，顶端锐尖，基部楔形，全缘，幼时密生毛，成长后两面有疏毛。穗状花序顶生和腋生，每花有1苞片、膜质，上部突出成刺；小苞片2，坚刺状，略向外曲；花被片5，绿色，披针形，雄蕊5，花丝带状，基部连合成筒。胞果长圆形。其花期8至9月，果期10至11月。栽培于疏松肥沃的土壤中，野生者多生于山野路旁。主产

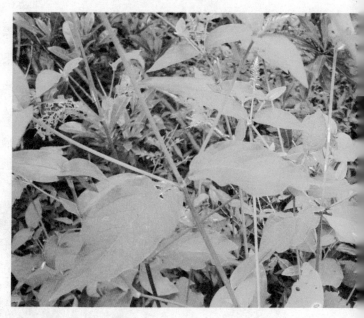

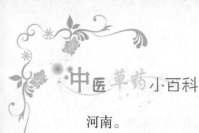
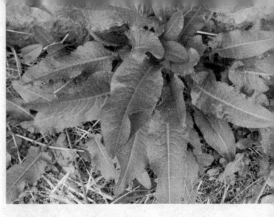

河南。

　　牛膝可于冬季茎叶枯萎时采挖，除去细根及泥沙，捆成小把，晒至干后，用硫磺熏2次，晒干。其根呈细长圆柱形，稍弯曲，长15～50厘米，最长可达90厘米，直径0.4～1厘米。表面灰黄色或淡棕色，有细纵皱纹、横长皮孔及稀疏的细根痕。质硬而脆，受潮则变软，断面平坦，黄棕色，微呈角质样，中心维管束木部黄白色，外周有点状维管束排列成2至4轮。气微，味微甘、苦、涩。

　　牛膝根含皂甙，并含脱皮甾酮和牛膝甾酮。其性平，味苦、酸。可补肝肾、强筋骨、逐瘀通经、引血下行。用于腰膝酸痛、筋骨无力、经闭症瘕、肝阳眩晕。

☆ 羊　蹄

　　羊蹄别名牛舌头、土大黄、野大黄，为蓼科植物羊蹄的根。

　　羊蹄为多年生草本，高可达1米，茎直立。基生叶长椭圆形，长10～25厘米，宽4～10厘米，基部心形，边缘具波状皱折，叶柄长；茎生叶较小，基部楔形，托叶鞘筒状，膜质。花序为狭长的圆锥状；花两性，花被片6，2轮，果时内轮花被片增大，卵状心形，边缘有不整齐的齿，全部生有瘤状突起；雄蕊6；柱头3。瘦果宽卵形，具3棱，黑褐色，有光泽。其花期4至5月，果期5至6月。生于山野、路旁或湿地。分布华东、中南及四川。

　　羊蹄可于夏、秋季采收，洗净，晒干或鲜用。其根呈圆锥形，长6～18厘米，直径0.8～18厘米，根头部有茎基残余及支根痕。根部表面棕灰色，具纵皱纹及横向突起的皮孔样疤痕。质硬易折断，折断面黄灰色颗粒状。有特殊香气，味微苦涩。

羊蹄含大黄素、大黄酚、大黄素甲醚、酸模素、鞣质等。其性寒，味苦。可清热解毒、杀虫止痒、通便。用于皮肤病、疥癣、各种出血、肝炎及各种炎症。

## ☆ 明党参

明党参别名山花根、山萝卜、明参，为伞形科植物明党参的根。

明党参为多年生草本。茎直立，中空，具粉霜，上部分枝。基生叶为三出式2至3回羽状全裂，最终裂片披针形，叶柄长，基部呈鞘状；茎上部叶鳞片状或鞘状。复伞形花序无总苞，伞幅6至10，小总苞片钻形，花梗10至15，花白色。双悬果扁圆形至卵状长椭圆形。其花期4至5月，果期6月。生于山坡向阴处草丛中。主产江苏、安徽、浙江、四川。

明党参可于4至5月采挖，除去须根，洗净，置沸水中煮至无白心，取出，刮去外皮，浸漂，晒干。其根呈细圆柱形或长纺锤形，两端渐细，稍扭曲，长6~12厘米，直径0.4~2.5厘米。表面淡黄白色至淡棕色，半透明，有时可见纵菱形皱纹。质坚硬，角质，断面皮部较薄，淡黄棕色，易与木部剥离，木部类白色，粉性，粗根中央疏松，或有大量愈伤性木栓组织，其中充满树脂状物质而成深棕色。气微，味淡。

明党参含淀粉、有机酸、糖及微量挥发油。其性寒，味甘、微苦。可润肺化痰、养阴和胃、平肝、解毒。用于肺热咳嗽、呕吐反胃、食少口干、目赤眩晕、疗毒疮疡。

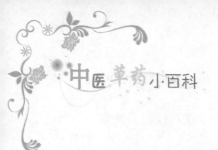

# 根茎类中草药简介

## ☆ 干 姜

干姜为姜科植物姜的根茎，干姜为多年生草本，高40～100厘米。叶2列，线状披针形，长15～30厘米，宽约2厘米，光滑无毛。花茎自根茎生出，高约20厘米；穗状花序卵形至椭圆形；苞片淡绿色，卵圆形；花冠黄绿色，裂片披针形；唇瓣中央裂片长圆状倒卵形，较花冠裂片短，有淡紫色条纹及淡黄色斑点；雄蕊微紫色。

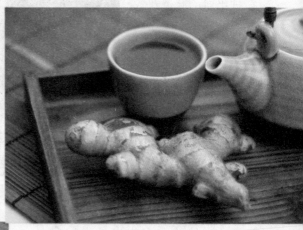

我国大部分地区有栽培干姜，其栽培时很少开花。主产四川、贵州。可冬季采挖，除去茎叶及须根，洗净晒干或低温干燥。

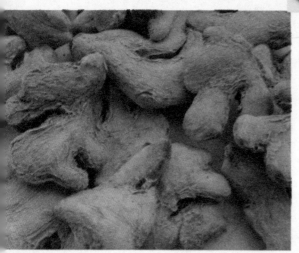

干姜根茎扁平块状，指状分枝，长3～7厘米，厚1～2厘米。表面灰黄色或淡灰棕色，粗糙，具纵皱纹及环节。分枝处常有鳞叶残

存，分枝顶端有茎痕或芽。质坚实，断面黄白色或灰白色，粉性和颗粒性，内皮层环纹明显，维管束及黄色油室散在。气香特异，味辛辣。

干姜含挥发油，油中主成分为姜醇、姜烯、没药烯、芳樟醇、桉油素；另含辛辣成分姜辣素及分解产物姜酮，尚含多种氨基酸等。其性热，味辛。可温中散寒、回阳通脉、燥温消痰。用于脘腹冷痛、呕吐泻泄、肢冷脉微、痰饮喘咳。

☆ 大 蒜

大蒜为百合科植物蒜的鳞茎，是多年生草本，全株具特异蒜臭气，鳞茎扁圆锥形或球形。叶数片，基生，扁平，线状披针形，灰绿色，长可达50厘米，宽2～2.5厘米，基部鞘状。花茎直立，较叶长，高55～100厘米，圆柱状，苞片1至3，膜质，浅绿色。伞形花序，花小，多数稠密，花间常杂有淡红色珠芽，直径4～5毫米；花梗细长；花被片6，粉红色；雄蕊6，白色；子房上位，淡绿白色，长圆状卵形；雌蕊1，3心皮3室，蒴果。种子黑色。花期5至7月，果期9至10月。可夏初采收，除去泥沙，通风晾干或烘烤至外皮干燥。

大蒜为鳞茎类球形，直径3～6厘米，由6至10个鳞茎瓣着生在鳞茎盘上抱合而成，外包1至3层白色

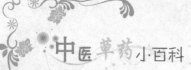

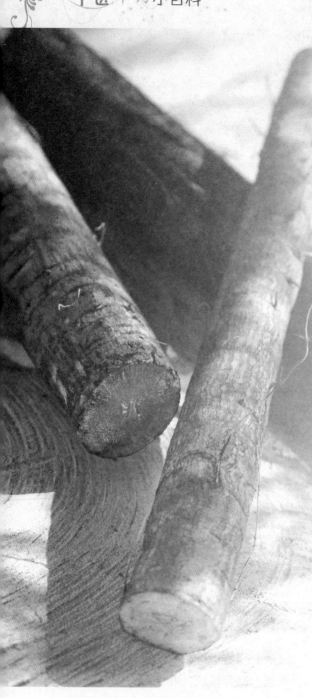

或淡紫红色膜质鳞叶，中央有干缩的花葶残基。小鳞茎瓣长卵圆形，顶端略尖，背面略隆起，外被膜质鳞叶，内为白色肥厚的肉质鳞叶。气特异，味辛辣。

大蒜含大蒜氨酸，经大蒜酶水解生成大蒜辣素等化合物。其性温，味辛。可行气消积、杀虫解毒。用于感冒、菌痢、阿米巴痢疾、肠炎、饮食积滞、痈肿疮疡。

☆ 山 药

山药别名淮山药、怀山药、山菇，为薯蓣科植物薯蓣的根茎。

山药为缠绕草质藤本，茎通常带紫红色。单叶在茎下部互生，中部以上对生；叶片卵状三角形至宽卵状或戟状，变异大，基部深心形，边缘常3浅裂至3深裂。花单性，雌雄异株，成细长穗状花序；蒴果三棱状扁圆形或三棱状圆形，外面有白粉。花期

6至9月，果期7至11月。

山药生于山坡、山谷林下，或溪边、路旁灌丛中或杂草中。主产河南。可于秋季或冬季挖取根茎，除去泥土、须根，切去芦头，洗净，用水浸后刮皮，反复用硫磺熏后，晒干。有的在硫磺熏后，用木板搓成圆柱形，切段，晒干，打光。

山药根茎略呈圆柱形，弯曲而稍扁，长15~30厘米，直径1.5~6厘米。表面黄白色或淡黄色，有纵沟及须根痕。体重，质坚实，不易折断，断面白色，粉性。无臭，味淡，微酸，嚼之发粘。也有的呈圆柱形，两端平齐，表面光滑，白色或黄白色。其根含甘露聚糖、植酸、尿囊素、胆碱、多巴胺、山药碱，以及10余种氨基酸、糖蛋白、多酚氧化酶。

山药性平，味甘。可补脾养胃、生津益肺、补肾涩精。用于脾虚食少、久泻不止、肺虚喘咳、肾虚遗精、带下、尿频、虚热消渴。

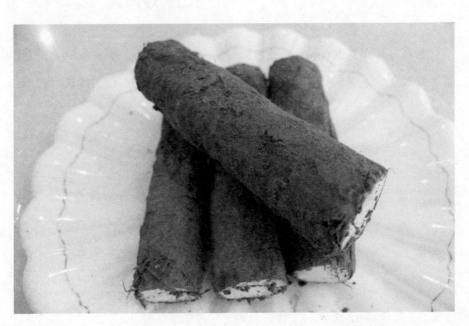

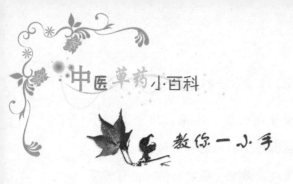
## 土鸡炖山药

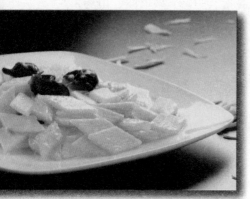

材料：鲜山药2000克，鲜鸡块1000克，葱2根（切段），姜片3片，芝麻油、盐、胡椒粉各少许。

做法：将山药切成段。用高压锅将鸡块稍压三成熟后倒入山药段并加入辅料再用微火烧20分钟即可。

## 山药炒肉片

材料：鲜山药200克，里脊肉300克，胡萝卜50克，小黄瓜50克，葱2根（切段），姜片3片，盐、酒、胡椒粉各少许，黄芪5钱，防风3钱，白术2钱，大枣10颗。

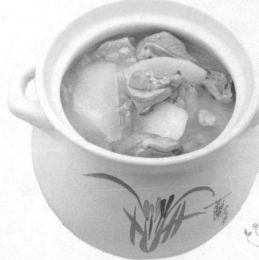

做法：将胡萝卜、小黄瓜用锯齿刀切段。药材加姜片用4碗水煮成1碗药汁备用。里脊肉切薄片并加入所有调味料拌腌。油少许炒香葱段后，放入肉片拌炒至变色。倒入山药、胡萝卜及小黄瓜，淋下药汁后加盐调味炒约1分钟即可。

## ☆ 川 芎

川芎别名芎穷、小叶川芎，为伞形科植物川芎的根茎。

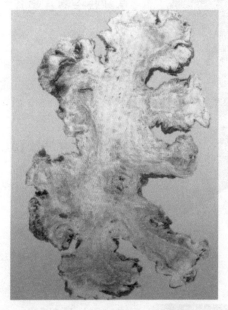

川芎主产四川，江西、湖北、陕西、甘肃、贵州、云南已引种成功。川芎可于夏季当茎上的节盘显著膨大，并略带紫色时采挖，除去茎苗及泥沙，晾干或炕干，撞去须根。

川芎的根茎成结节状拳形团块，直径1.5~7厘米。表面深黄棕色，有多数平行隆起的轮节，上端有凹陷的茎痕，下侧及轮节上有多数细小瘤状根痕。质坚实，断面类黄色，散有淡黄色油点，形成层呈波状环纹。香气浓，味苦、辛、微回甜，有麻舌感。

川芎为多年生草本，高40~70厘米。茎直立中空，表面有纵沟。2~3回羽状复叶互生，小叶3至5对，卵状三角形，羽状全裂；叶柄基部呈鞘状抱茎。复伞形花序顶生，总苞片3至6，伞幅7至20；小苞片线形；花梗10至24，花白色。双悬果卵形。花期7至8月，果期9月。

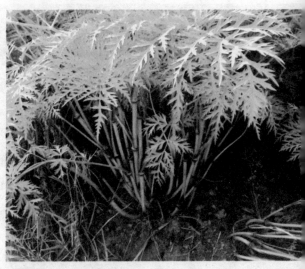

川芎含挥发油、阿魏酸、川芎酞内酯、藁本内酯、川芎嗪、川芎酚、瑟丹酸等。其性温，味辛。可活血行气、祛风止痛。用于月经不调、经闭痛经。症瘕腹痛、胸胁刺痛、跌扑肿痛、头痛、风湿痹痛。

## ☆ 天南星

天南星别名山苞米、蛇苞谷、山棒子、刀剪草，为天南星科植物异叶天南星的块茎。

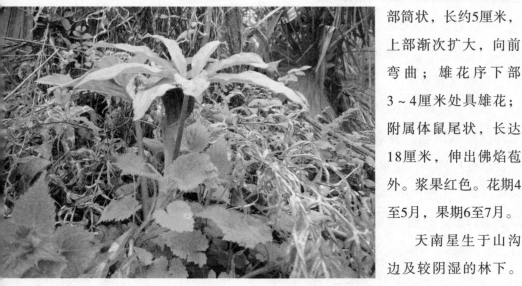

天南星为多年生草本，高60～100厘米。叶单一，鸟趾状全裂，裂片13～21，倒披针形，中裂片较相邻者小；叶柄长10～15厘米。花单性，同株或异株；花序柄等长或稍长于叶柄；佛焰苞绿色，下部筒状，长约5厘米，上部渐次扩大，向前弯曲；雄花序下部3～4厘米处具雄花；附属体鼠尾状，长达18厘米，伸出佛焰苞外。浆果红色。花期4至5月，果期6至7月。

天南星生于山沟边及较阴湿的林下。

主产东北及河北、山东、河南、四川。可于秋、冬季采挖，去净须根，洗净，撞去外皮，晒干，制用。

天南星块茎呈扁圆球形，直径约至5厘米，表面黄白色至淡黄棕色，上端中央有凹陷茎痕，周围有细小根痕，周边偶有微凸起的小侧芽。质坚硬，断面乳白色，粉性。味有麻舌感。

天南星块茎含β-谷甾醇-D-葡萄糖甙及氨基酸。其性温，味苦、辛。可燥湿化痰、祛风止痉、散结消肿。用于顽痰咳嗽，风疾眩晕，中风痰壅、口眼歪斜、半身不遂，癫痫，惊风，破伤风；生用外治痈肿、蛇虫咬伤。

## ☆ 天 麻

天麻别名明天麻、白龙草、赤箭根，为兰科植物天麻的块茎。

天麻为多年生植物。茎单一，高30～150厘米，黄褐色。叶鳞片状，膜质，下部鞘状抱茎。总状花序顶生，长5～30厘米；苞片披针形；花淡绿黄色或橙红色，萼片与花瓣合竹成壶状，口部偏斜，顶端5裂；唇瓣白色，先端3裂；子房倒

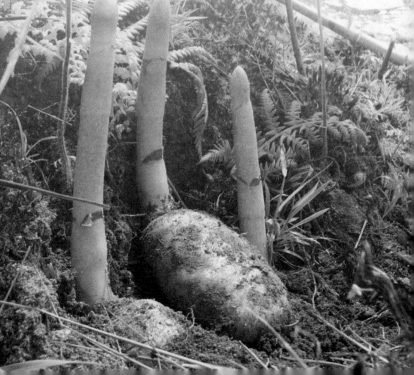

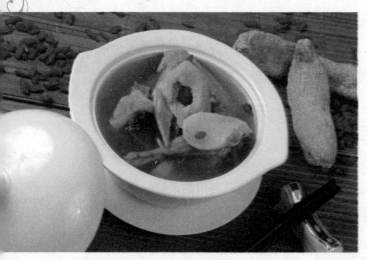

天麻块茎呈长椭圆形。稍扁缩弯曲，长3～15厘米，宽1.5～6厘米，厚0.5～2厘米。表面黄白色至淡黄棕色，略透明，多不规则纵皱纹，有由潜伏芽排列成的多轮横环纹，有时可见棕黑色菌索；顶端有残留茎基，或为红棕色鹦哥嘴状顶芽，末端有圆脐形疤痕。质坚实，不易折断，断面较平坦，角质样。味甘。

卵形。蒴果长圆形或倒卵形。种子呈粉末状。花期6至7月，果期7至8月。

天麻生于湿润的林下，现多栽培，须与白蘑科密环菌共生。主产四川、云南、贵州、湖北、陕西。天麻冬至以后采挖则称"冬麻"，立夏以前采挖则称"春麻"。挖出根茎，擦去外皮，蒸透，60℃以下烘干。

天麻块茎含天麻甙、天麻甙元、天麻醚甙、派立辛、香草醇、对羟基苯甲醛、柠檬酸、琥珀酸等。其性平，味甘。可平肝息风止痉。用于头痛眩晕、肢体麻木、小儿惊风、癫痫抽搐、破伤风症。

## ☆ 水 仙

水仙别名金盏银台，为石蒜科植物水仙的鳞茎。

水仙为多年生草本。叶基生，扁平直立，质厚，长30~45厘米，宽1~1.8厘米，先端钝，全缘，上面粉绿色。花茎扁平，约与叶等到长；花4至8朵，排列成伞形花序，花香，直径2.5~3厘米，花被高脚碟形，裂片倒卵形，扩展而外反，白色；副花冠浅杯状，淡黄色；雄蕊6；子房下位。蒴果胞背开裂，由绿色转至棕色。花期冬季，果期次年4至5月。

水仙多栽培于花圃、庭院中。主产广东、福建。可于春、秋采挖较佳。将鳞茎挖起后，截去苗茎、须根，用开水潦后，晒干，或纵切成片，晒干。

水仙鳞茎呈圆形，或微呈锥形，直径4~5厘米。外面包裹一层棕褐色的膜质外皮，扯开后，内心为多数相互包裹的白色瓣片（鳞片）。质地轻。

水仙鳞茎含伪石蒜碱、石蒜碱、多花水仙碱、漳州水仙碱等多种生物碱。

其性寒，味甘、苦、有毒。可清热解毒、排脓消肿。用于痈肿疮毒、虫咬、乳痈、鱼骨鲠喉。

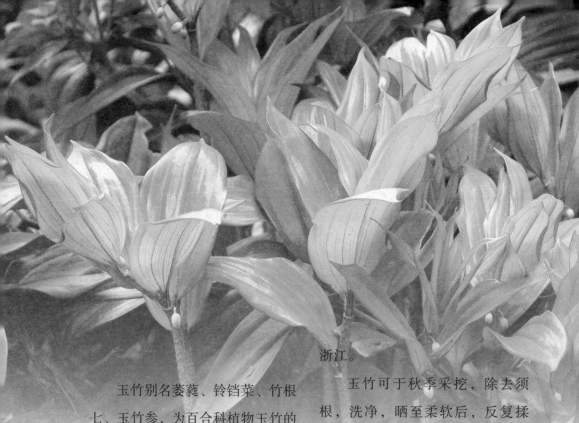

玉竹别名萎蕤、铃铛菜、竹根七、玉竹参，为百合科植物玉竹的根茎。

玉竹为多年生草本，高40～65厘米。茎具纵棱，叶互生，椭圆形或狭椭圆形，先端钝尖。花序腋生，有1至3花，栽培则可多达8朵；总花梗长1～1.5厘米；花被筒状，长1.5～2厘米，裂片6，白色或顶端黄绿色；雄蕊6，花丝近光滑至有乳头状突起。浆果熟时蓝黑色。花期4至5月，果期8至10月。其生于山野林下或石隙间，喜阴湿处。主产湖南、河南、江苏、浙江。

玉竹可于秋季采挖，除去须根，洗净，晒至柔软后，反复揉搓，晾晒至无硬心，晒干；或蒸透后，揉至半透明，晒干。其根茎呈圆柱形，略扁，少有分枝。表面黄白色或淡黄棕色，半透明，具纵皱纹及微隆起的环节，有白色圆点状的须根痕，茎痕圆盘状。质硬而脆或稍软，易折断，断面角质样或显颗粒性。气微。味甘，有粘性。玉竹根茎含玉竹粘多糖及4种玉竹果聚糖等。其性寒，味甘。可养阴润燥、生津止渴。用于肺胃阴伤、燥热咳嗽、咽干口渴、内热消渴。

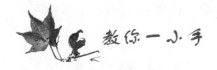

## 百合玉竹粥

做法：百合洗净，撕成瓣状；玉竹洗净，切成4厘米长的段；粳米淘洗干净，用冷水浸泡半小时，捞出，沥干水分；把粳米、百合、玉竹放入锅内，加入约1000毫升冷水，置旺火上烧沸，改用小火煮约45分钟；锅内加入白糖搅匀，再稍焖片刻即可。

## 玉竹人参鸡

做法：鸡腿剁大块，洗净。玉竹以清水快速冲净，和鸡块、人参片一道放进炖锅内，加调味料和4碗水，并以保鲜膜覆盖住锅口。隔水蒸约30分钟，待鸡肉熟透即可。

## 玉竹猪心

做法：将玉竹洗净，切成节，用水稍润，煎熬2次，收取药液1000克；将猪心破开，洗净血水，与药液、生姜、葱、花椒同置锅内在火上煮到猪心六成熟时，将它捞出晾凉；将猪心放在卤汁锅内，用文火煮熟捞起，揩净浮沫。在锅加卤汁适，放入食盐、白糖、味精和香油，加热成浓汁，将其均匀地涂在猪心里外即成。

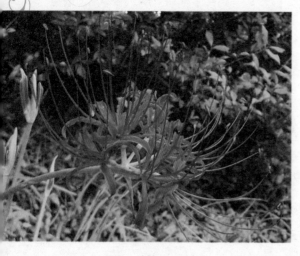

☆ 石　蒜

石蒜别名老鸦蒜、蒜头草、蟑螂花，为石蒜科植物石蒜的鳞茎。

石蒜为多年生草本，鳞茎呈椭圆形，初冬出叶，线形或带形。花茎先叶抽出，高约30厘米，顶生4至6朵花；花鲜红色或有白色边缘，花被筒极短，上部6裂，裂片狭披针形，长4厘米，边缘皱缩，向外反卷；雄蕊6，子房下位，3室，花柱细长。蒴果背裂。种子多数。花期9至10月，果期10至11月。

石蒜生于阴湿山地或丛林下，也有栽培。产华东、中南及西南。可于春、秋季采挖野生或栽培后2至3年的鳞茎，洗净晒干，或切片晒干。

石蒜鳞茎呈椭圆形，长4～5厘米，直径2.5～4厘米，上端有长约3厘米的叶基，基部生多数白色须根；表面由2至3层黑棕色干枯膜质鳞片包被，内部有10多层白色富粘性的肉质鳞片，生于短缩的鳞茎盘上，中心有黄白色的芽。气特异，味极苦。

石蒜含石蒜碱、加兰他敏、石蒜胺碱等。其性温，味辛、甘。可消肿、解毒、催吐。用于疔疮肿毒、食物中毒、痰涎壅塞、黄疸、水肿腹水。

## ☆ 藕 节

藕节为睡莲科植物莲的根茎节部。秋、冬季采挖根茎（藕），切取节部，洗净，晒干，除去须根。藕节甘涩性平，既能收敛止血，又能散瘀血，具有止血不留瘀之特点，唯药力较缓，常作辅助止血药用。藕节长于止血，兼能散瘀。用于衄血、咳血、吐血、便血、尿血和妇女崩漏，以失血而有瘀血者最为适宜。

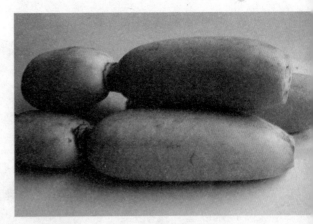

一般来说，热症出血宜生用，鲜品捣汁用更佳。虚寒性出血宜炒炭用。煎水、绞汁或研末服用均可。

藕节的医药配方有：如果是卒暴吐血，藕节可与荷蒂同用，以止血；如果是肺痨咯血，藕节可与白及配伍，以敛肺止血；如果是凡血热吐衄不止，藕节可与生地黄、大蓟相合，以凉血止血；如果是虚寒性崩漏，藕节可与艾叶、炮姜等相佐，以温经止血；如果是血热尿血，藕节可与小蓟、蒲黄、白茅根并施，以凉血止血。

## ☆ 白 术

白术别名于术、冬术、于潜白术，为菊科植物白术的根茎。

白术为多年生草本。茎直立，叶互生，茎下部叶3裂或羽状5深裂，裂片椭圆形至卵状披针形，顶端裂片最大，边缘有刺状齿，叶柄长；茎上部叶分裂或不分裂，叶柄渐短。头状花序顶生，总苞钟状，总苞片7至8层，基部有羽状深裂

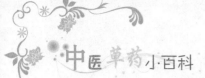
的叶状苞片；全为管状花，花冠紫色，先端5裂；雄蕊5，聚药；子房下位。瘦果被黄白色茸毛，冠毛羽状，长1厘米以上。花期9至10月，果期10至11月。其主产浙江、安徽、江苏。

白术可于冬季采挖，除去泥沙，烘干或晒干，再除去须根。白术根茎呈拳形团块，长3～13厘米，直径1.5～7厘米。表面灰黄色或灰棕色，有瘤状突起及断续的纵皱纹和须根痕，顶端有残留茎基和芽痕。质坚硬，不易折断，断面不平坦，黄白色至淡棕色，有棕黄色的点状油室散在。气清香，味甘、微辛，嚼之略带粘性。

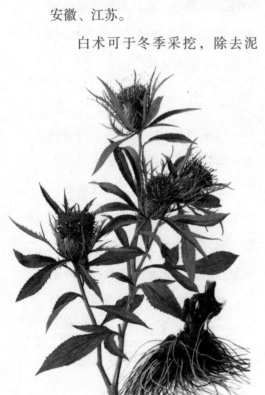

白术根茎含挥发油，油中主成分为苍术酮、白术内酯A、B，另含3-β-乙酰氧基苍术、酮、3-β-羟基苍术酮等。其性温，味苦、甘。可健脾益气、燥湿利水、止汗、安胎。用于脾虚食少、腹胀泄泻、痰饮眩悸、水肿、自汗、胎动不安。

## ☆ 白附子

白附子别名禹白附、牛奶白附、红南星，为天南星科植物独角莲的块茎。

白附子为多年生草本。叶基生，1至2年生的有1叶，3至4年生的有3至4叶；叶戟形，长15～35厘米，宽7～30厘米，先端渐尖，基部箭形；叶柄肥大，半圆形，基部扩大成鞘。花序柄从块茎生出，圆柱形，内侧稍扁平，绿色，带紫色纵条斑点；佛焰苞先端渐尖，下部管状；肉穗花序长约14厘米，雄花在上部，雌花在下部，两者间距约2.5厘米；附属器圆柱形，紫色，不伸出佛焰苞外，浆果红色。花期6至7月，果期8至9月。其生于林下或山沟阴湿地。主产河南、甘肃、湖北。

白附子可于秋季采挖，除去须根及外皮，用硫磺熏1至2次，晒干。其块茎呈椭圆形或卵圆形，长2～5厘米，直径1～3厘米。表面白色至黄白色，略粗糙，有环纹及须根痕，顶端有茎痕及芽痕。质坚硬，断面白色。粉性。无臭，味淡，麻辣刺舌。

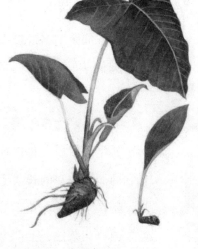

白附子块茎含葡萄糖甙、肌醇、粘液质、蔗糖等。其性温，味辛，有毒。可祛风痰、定惊搐、解毒散结止痛。用于中风痰壅、口眼歪斜、语言涩謇、痰厥头痛、偏正头痛、喉痹咽痛、破伤风症；外治瘰疬痰核、毒蛇咬伤。

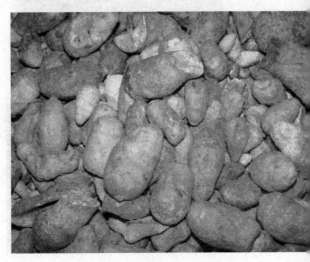

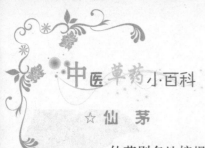

## ☆ 仙 茅

仙茅别名地棕根、独茅根、独脚仙茅，为石蒜科植物仙茅的根茎。

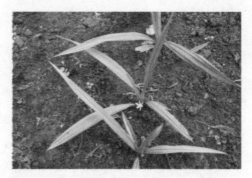

仙茅为多年生草本。叶3至6片丛生，革质，狭披针形，先端尖，两面有散在的长柔毛，基部扩大成鞘，紫红色。花茎甚短，藏于叶鞘内；花杂性，上部为雄花，下部为两性花；苞片彼针形，膜质；花径

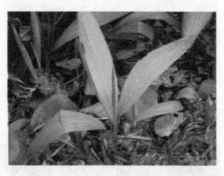

1厘米，花被下部细长管状，长约2厘米，或更长，先端6裂，裂片披

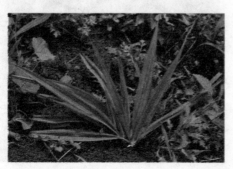

针形，内面黄色。外面白色；雄蕊6，花丝短；子房下位，狭长。浆果椭圆形，先端有喙，被柔毛。花期夏、秋季。其生于山地草丛中。主产四川。

仙茅可于秋、冬季采挖，除去根头和须根，洗净，干燥。其根茎呈圆柱形，略弯曲，长3～10厘米，直径4～8厘米。表面黑褐色或棕褐色，粗糙，有须根痕及纵横皱纹。质硬而脆，易折断，断面不平坦，淡褐色或棕褐色，近中心处色较深。气微香，味微苦、辛。

仙茅根茎含树脂、脂肪酸，淀粉及粘液质，另含杨梅黄素甙。其性热，味辛。可补肾阳、强筋骨、祛寒湿。用于阳痿精冷、筋骨痿软、腰膝冷痹、阳虚冷泻。

第三章　多样的叶皮类中草药

叶皮类中草药分为叶类中草药、皮类中草药两部分，主要使用植物性中草药的叶子与皮。

一般来说，叶类中草药一般多用完整而已长成的干燥叶，多为单叶，少数用复叶的小叶，如番泻叶；有时还用嫩枝，如侧柏叶。

皮类中药通常是以裸子植物或被子植物（主要为双子叶植物）的茎干、枝和根的形成层以外部分入药的药材。它由内向外包括次生韧皮部、皮层和周皮等部分。主要为木本植物茎干的皮，少数为枝皮或根皮。

在中药谱中使用到的叶皮类中草药主要有丹皮、甘草、艾叶、竹叶、芦荟、苏叶、陈皮、青皮、青蒿、茜草、姜黄、秦皮、荷叶、海藻、浮萍、通草、桑叶、紫草、椿皮、稻芽、大腹皮、马齿苋、马钱子、白藓皮、冬虫草、冬瓜皮、地骨皮、地胆草、西瓜皮、合欢皮、芸香草、苣荬菜、牡丹皮、两面针、吴茱萸、谷精草、连钱草、鸡骨草、苦楝皮、枇杷叶、败酱草、垂盆草、灯心草、金钱草、鱼腥草等。本章就来列举介绍一些叶皮类中草药的相关知识。

# 叶类中草药鉴别

叶类中草药鉴别有性状鉴别和显微鉴别两方面，下面作一简要介绍：

## ☆ 性状鉴别

叶类中药的鉴别，首先应观察大量叶子所显示的颜色和状态。如是单叶还是复叶的小叶片，有无茎枝或叶轴，是平坦的还是皱缩的，鉴定时要选择具有代性的样品来观察。观察其特征时常需将其浸泡在水中使之湿润并展开后观察。一般应注意叶片的形状，如卵圆形、披针形等；长度及宽度；叶端、叶缘及叶基的情况；叶片的质地和上、下表面的色泽及有无毛茸和腺点、叶脉的凹凸和分布情况；叶柄的有无及长短，叶柄平直、槽状和扭曲情况；叶翼、叶轴、叶鞘、托叶及茎枝的有无；以及叶片的气和味

等。在观察叶片的表面特征时，可借助放大镜仔细观察叶的上下表面的毛茸、腺点、腺鳞等。

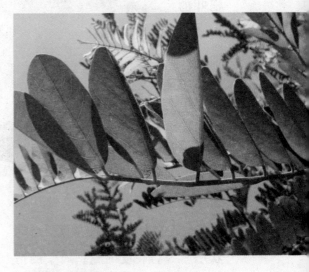

## ☆ 显微鉴别

叶类中药的显微鉴别主要观察叶的表皮、叶肉及叶的中脉三个部分的特征。

（1）表皮

表皮细胞多为1层细胞，亦有为1层以上的复表皮细胞，如夹竹

桃叶。在叶脉附近或叶脉部及单子叶植物叶的表皮细胞则呈长方形，其长径与中脉相平行。单子叶禾本科植物叶的上表皮细胞有较大的运动细胞，如淡竹叶等。各种表皮细胞的垂周壁显示不同程度的平直或弯曲，如枇杷叶的上表皮细胞垂周壁较平直，而下表皮较弯曲。薄荷叶的上下表皮细胞的垂周壁均较弯曲；有的表皮细胞垂周壁呈念珠状增厚等。表皮细胞垂周壁的情况在鉴定相似品种上具有一定的意义。

表皮细胞的外面平周壁常具角质层，有的常见不同程度的纹理；有的表皮细胞内外突出而呈乳头状，如荷叶。表皮细胞上有无毛茸和毛茸的类型，组成细胞数和形态

以及分部情况是观察叶类中药极为重要的特征。此外，叶的上下表皮上气孔的存在、分布情况以及其气孔类型也是叶类中药鉴定的重要特征之一。气孔的数目在植物不同种间有较大区别，同种植物的上下表皮的气孔数目亦不同，通常下表皮较多。植物叶的单位面积上的气孔数与表皮细胞数的比例关系称为气孔指数。

（2）叶肉

叶肉通常分为栅栏组织和海绵组织两部分。

①栅栏组织通常为1层圆柱形的细胞，亦有为2至3层细胞的。其细胞长轴与叶面垂直，排列紧密，多在上表皮细胞下面，或上下表皮细胞内均有栅栏细胞，如番泻叶、桉叶等。

②海绵组织通常占叶肉组织

的大部分，叶肉组织是否有草酸钙结晶，有无分泌组织，如油细胞、粘液细胞、油室、间隙腺毛以及异型细胞的存在，其形状及分布等都是重要的鉴别特征。

（3）叶的中脉

叶片中脉横切面上、下表皮的凹凸程度在叶类的鉴定上有其特殊性。一般叶的中脉上、下表皮内方大多有数层厚角组织，但亦有少数叶的中脉部分有栅栏组织通过，如番泻叶。中脉维管束通常为一外韧型维管束，木质部位于上方，排列呈槽状或新月形至半月

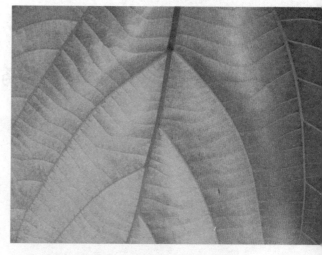

形；韧皮部在木质邪的下方。有的叶中脉纸管束分裂成2～3个或更多的，维管束的外围有时有纤维等厚壁组织包围。有的为双韧型线管束，如罗布麻叶。

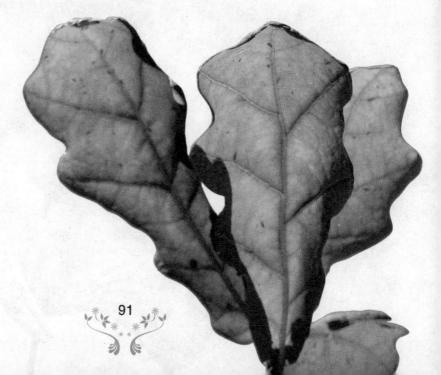

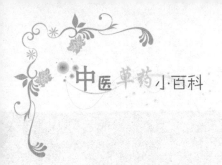
# 叶类中草药简介

## ☆荷 叶

荷叶别名莲叶、鲜荷叶、干荷叶、荷叶炭，为莲的干燥叶。6至9月采收，晒至七八成干，除去叶柄，对折成半圆形或扇形，晒干，置通风干燥处，防蛀。莲生于水泽、池塘、湖沼或水田内，广布于全国各地。荷叶微有清香气，味微苦，以叶大、整洁、色绿者为佳。荷叶具有消暑利湿，健脾升阳，散瘀止血的功效；主治暑热烦渴，头痛眩晕，水肿，食少腹胀，泻痢，白带，脱肛，吐血，衄血，咯血，便血，崩漏，产后恶露不净，损伤瘀血。荷叶畏桐油、茯苓、白银。体瘦、气血虚弱者，慎服。

治疗黄水疮的配方是荷叶烧炭，研成细末，香油调均，涂敷于患处，一日二次，有特效；治疗腹泻的配方是荷叶洗净，置锅内焖炒成炭，放凉研成细末，取10～15克用白糖冲服，日服3次，数日即愈；漆疮的配方是干燥荷叶500克，用水5000毫升，煮至2500毫升，擦洗患处，并用贯众末和油涂患部，每日2次，数次即愈；水肿的配方是枯萎荷叶，烧干研末，每次服10克，小米汤冲服，日服3次。

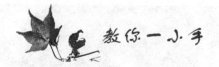

## 荷叶粉蒸肉

材料：猪肋条肉400克，粳米150克，鲜荷叶两大张，葱段25克、酱油60克、甜面酱40克，味精2.5克，丁香、茴香、桂皮各1.5克，姜丝25克、白糖20克、黄油35克、麻油25克。

做法：将粳米淘净沥干，与丁香、茴香、桂皮一同入锅，炒至金黄色后，倒出，趁热磨成粉；将猪肋条肉刮去细毛，拆去骨洗净，切成6厘米长、1厘米厚的片，再在厚片中间横批一刀至皮，放入盛器内，加姜、葱、酱油、白糖、甜面酱、味精拌匀，腌1小时，使其入味。再加上粳米粉、麻油，使肉均匀地粘上一层米粉。鲜荷叶洗净，一叶切成四块；取1只搪瓷盆，盆底铺上鲜荷叶，将肉一块块地排入盆内，上面再盖上荷叶，上笼用旺火蒸三小时，蒸至肉酥即成。

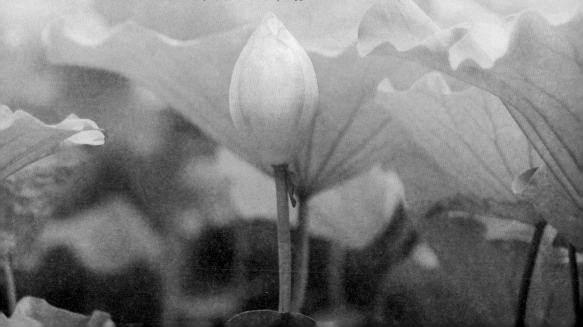

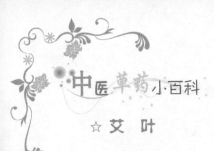

## ☆艾 叶

　　艾别名大艾叶、杜艾叶、萎蒿，艾叶为菊科植物艾的叶。

　　艾为多年生草本，高0.5～1.2米。茎直立，被白色细软毛，上部分枝。叶互生，中下部叶片广阔，3至5深裂或羽状深裂，裂片椭圆形或椭圆状披针形，边缘有不规则的锯齿，上面散生白色腺点，疏生毡毛，下面密生白色毡毛。头状花序钟形，长3～4毫米，直径2～2.5毫米，几无柄；总苞片4至5层，密被白色绵毛，边缘膜质，外层披

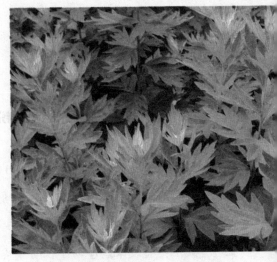

针形；雌花长约1毫米；两性花结实，长约2毫米，紫褐色。瘦果椭圆形，无毛。花期7至10月。其生于荒地、林缘，有栽培。分布于东

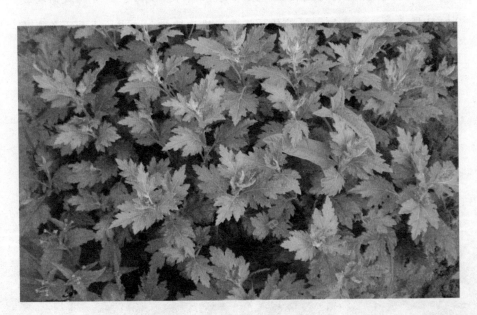

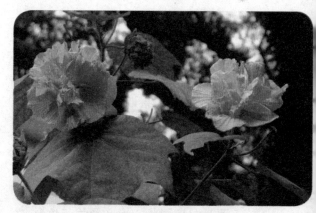

北、华北、华东、西南各省区。

艾叶可于夏季花未开时采收，除去杂质，晒干。其多皱缩，破碎，有短柄。完整叶片卵状椭圆形，羽状深裂，裂片椭圆状披针形，边缘有不规则的粗锯齿，上表面灰绿色或深黄绿色，有稀疏的柔毛及腺点，下表面密生灰白色绒毛。质柔软。气清香，味苦。

艾叶含挥发油，油中主要为茨烯、樟脑、藏茴香酮、反式苇醇等。其性温，味苦、辛；有小毒。可散寒止痛、温经止血。用于小腹冷痛、经寒不调、宫冷不孕、吐血、衄血、崩漏经多、妊娠下血、血肤瘙痒。

## ☆ 芙蓉叶

芙蓉别名地芙蓉、芙蓉、山芙蓉、胡李花、三变花、木棉。芙蓉叶为锦葵科植物木芙蓉的叶。

芙蓉为落叶灌木或小乔木，高2～5米，茎、叶、果柄、小苞片和花萼上均密被星状毛和短柔毛。茎圆柱形。叶互生，卵圆状心形，直径7～18厘米，5至7掌状分裂，边缘有钝齿；叶柄长5至13。花大，直径约8厘米；花柄长5～10厘米，近顶端有节；小苞片8～10，线形；花萼钟形，长约2.5厘米，裂片卵形；花瓣白色或粉红色，开后逐渐变深，单瓣或重瓣，基部与雄蕊柱合生；子房5室。

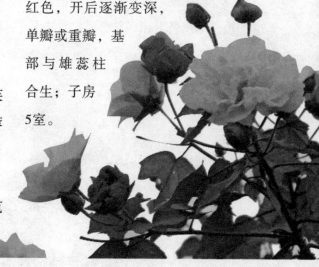

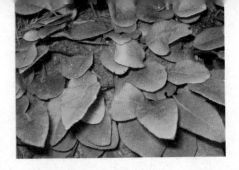

蒴果扁球形，直径22.5～3厘米，果瓣5，密生淡黄色刚毛或绵毛。种子多数，肾形，背部有长毛。花期8至10月，果期9至11月。芙蓉我国大部分地方都有栽培。

芙蓉叶可于夏、秋季采收，晒干。其叶多卷缩，破碎，完整者展平后呈卵圆状心形，裂片三角形。上表面暗黄绿色，下表面灰绿色，叶脉7至11条，两面突起。气微，味微辛。

芙蓉叶含黄酮甙、酚类、氨基酸、还原糖、粘液质。其性凉，味微辛。可清肺凉血、消肿排脓。用于肺热咳嗽、肥厚性鼻炎、淋巴结炎、阑尾炎、痈疖脓肿、急性中耳炎、烧伤、烫伤。

## ☆ 石韦叶

石韦别名石剑箬、小石韦、金背茶匙、石皮、石兰、肺心草。石韦叶为水龙骨科植物石韦的叶。

石韦为多年生草本，高10～30厘米。根茎长，横走，密生褐色鳞片，卵状披针形，边缘有睫毛。叶远生，革质，上面绿色，偶有少数星状毛，有小凹点，下面密生红黄色星状毛，不育叶和能育叶同型或略轿短而阔。能育叶柄长5～10厘米，叶片平坦，披针形，长8～18厘米，宽2～5厘米，下面侧脉略突起，孢子囊群在侧脉间紧密而整齐排列，初为星状毛包被，成熟后露出。其生于岩石或树干上，分布于长江以南各地。

石韦叶全年可采，除去根茎及根，晒干或阴干。其叶片略皱缩，展平后呈披针形或长圆披针形，基部楔形，对称；孢子囊群在侧脉间，排列紧密而整齐。叶柄长5～10厘米，直径约1.5毫米。

石韦叶含绵马三萜、皂甙、蒽醌、黄酮、β–谷甾醇。其性微寒，味甘、苦。气微，味微涩苦。可利尿通淋、清热止血。用于热淋、石淋、小便不利、淋沥涩痛、吐血、衄血、尿血、崩漏、肺热咳嗽。

## ☆ 三尖杉叶

三尖杉别名桃松、山榧树。三尖杉叶为三尖极科植物三尖极的小枝叶。

三尖杉为常绿乔木，高10～20米。树皮灰褐色至红褐色，老时成不规则片状剥落；小枝对生，基部有宿存芽鳞。冬芽顶生，常3个并

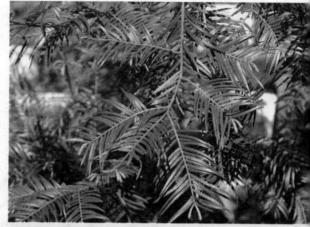

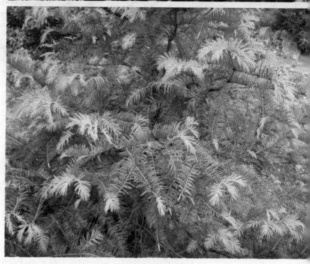

列。叶螺旋状排成2列，较疏，常水平展开，线状披针形，微弯，长3.5～13毫米，宽3～4.5毫米，上部渐狭，先端有渐尖的长尖头，基部渐狭，楔形或宽楔形，下面气孔带白色，比绿色边带宽3至5倍。花单

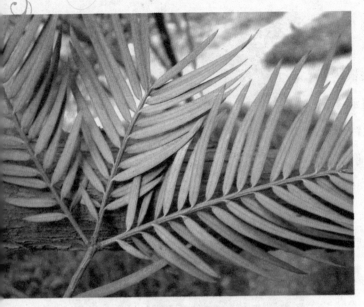

厘米，宽2～4毫米，顶端有渐尖的长尖头，上表面灰棕色，具光泽，下表面黄棕色，主脉两侧各有一条棕红色条纹。气微，味微苦。

三尖杉叶含三极碱、表三尖杉碱、乙酰三尖杉碱、去甲基三尖杉碱、三尖杉酮碱、三尖杉新碱、红杉醇。其性寒，味苦、涩。可抗癌，用于淋巴肉瘤、肺癌等。

性异株；雄球花生于枝上端叶腋，球形，具短柄，每个雄球花有6至16雄蕊，基部具1苞片；雌球花具长梗，生于枝下部叶腋，由九对交互对生的苞片组成，每苞有2直立胚球。种子绿色，核果状，外种皮肉质，熟时紫色或紫红色，内种皮坚硬。其生于杂木林中，分布于长江流域以南各地。

三尖杉叶全年可采，以秋季采收者质量较好。其小枝对生，圆柱形，棕色。叶线状披针形，螺状排列，基部据曲成2行状，长1～1.8

## ☆ 枇杷叶

枇杷叶为蔷薇科植物枇杷的叶。枇杷为常绿乔木或灌木，叶互生，长椭圆或倒卵形，边缘上部有疏锯齿，基部楔形，上面多皱，下面及叶柄密被锈色绒毛。圆锥花序顶生，具淡黄色绒毛，花芳香；萼征5；花瓣5，白色；雄蕊20；子房下位，2至5室，每室胚珠2，花柱2至5，基部合生，有毛。梨果卵形，扁卵形或长卵形，橙黄色，肉甜。种子1至数粒，棕褐色，有光泽。花期9至11月，果期次年4至5月。其种于村边、平地、坡地。全国各地均有栽培，四川、湖北有野生。

枇杷叶全年可采，晒至七八成干时，扎成小把，再晒干。其叶长圆形、倒卵形，长12～30厘米，宽4～9厘米，先端尖，基部楔形，边缘有疏锯齿，近基部全缘；上表面灰绿色、黄棕色或红棕色，较光滑；下表面密被黄色绒毛，主脉明显突起，侧脉羽状；叶柄极短，被棕黄色绒毛。革质而脆，易折断。无臭、味微苦。

枇杷叶含苦杏仁甙、熊果酸、齐墩果酸、维生素B1、和C、鞣质、有机酸、糖类等。其性微寒，味苦。可清肺止咳、

降逆止呕。用于肺热咳嗽、气逆喘急、胃热呕逆、烦热口渴。

## ☆ 茶　叶

茶叶别名茗，为山茶科植物茶的嫩叶或叶芽。

茶树为常绿灌木或小乔木，高1～6米。嫩枝和嫩叶有细柔毛。叶互生，薄革质，椭圆状披针形至椭圆形，长4～10厘米，宽2～3.5厘米，先端急尖或钝而微凹，基产楔形，边缘有锯齿；叶柄短。花单

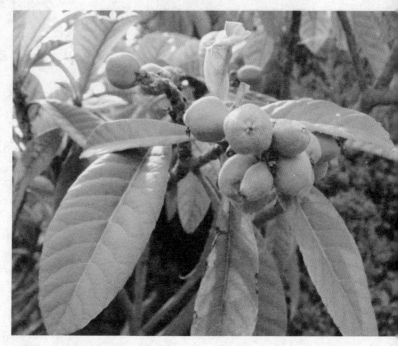

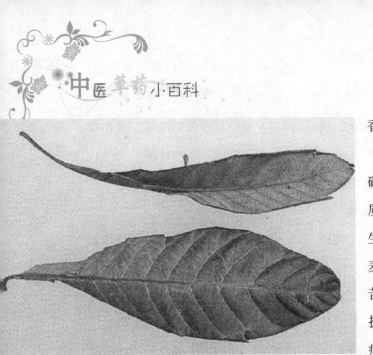

香而佳适，味苦涩。

茶叶含咖啡因、茶碱、可可豆碱、黄嘌、鞣质、挥发油、槲皮素、维生素C、胡萝卜素、二氢麦角甾醇。其性微寒，味苦、甘。可收敛、利尿、提神。用于神疲多眠、头痛目昏、烦渴、小便不利、酒毒。

生或两朵腋生，很少3至4朵腋生，直径2.5～3.5厘米；花柄长6至10毫米，稍下垂；萼片5至6，果时宿存；花瓣5～8，圆形，白色；子房上位，3室，有柔毛，花柱合生，柱头3裂。蒴果圆形或呈3瓣状，每室有1种子。花期9至10月，果期11月。其原产我国南部，现栽培较广。

茶叶可于4至5月于种植3年以上的茶树上采摘新芽上的嫩叶，炒焙，搓揉至干。其叶常卷曲，破碎，完整者椭圆形或广披针形，叶缘印锯齿状，上表面光滑无毛，下表面略带毛茸，革质，叶柄短。气

## ☆ 紫苏叶

紫苏叶为唇形科植物紫苏的叶或带嫩枝。

紫苏为一年生草本，高60～90厘米，上部有白色柔毛。叶对生，叶片卵圆形或圆形，长3～9.5厘米，宽2～8厘米，先端渐尖或尾尖，基部近圆形，边缘有粗锯齿，两面呈紫红色，淡红色，有腺点。轮伞花序2花，组成偏向一侧的假总状花序；苞片卵形，顶端急尖或呈尾状；花萼钟状，外有柔毛及腺点；花冠紫红色或淡红色，花冠筒

内有环毛，2唇形，上唇微凹，下唇3裂； 雄蕊4。小坚果近球形，黄褐色，有网纹。花期7至8月，果期9至10月。其全国有栽培。

　　紫苏可于夏季枝叶茂盛时采收，除去杂质，晒干。其叶片多皱缩卷曲、破碎，边缘具圆锯齿。两面紫色或上表面绿色，下表面紫色，疏生灰白色毛，下表面有多数凹点状的腺鳞。叶柄长2～7厘米，紫色或紫绿色。嫩枝直径2～5毫米，紫绿色，断面中部有髓。气清香，味微辛。

　　紫苏叶含挥发油，油中主要为紫苏醛、紫苏醇、柠檬烯、芳樟醇、薄荷脑、丁香烯，并含香薷酮、紫苏酮、丁香酚等。其性温，味辛。紫苏叶可解表散寒、行气和胃。用于风寒感冒、咳嗽呕恶、妊娠呕吐、鱼蟹中毒。另外紫苏梗可理气宽中，紫苏子可降气消痰。

☆ 侧柏叶

　　侧柏别名扁柏、香柏、片柏、片松。侧柏叶为柏科植物侧柏的枝梢及叶。

　　侧柏为常绿乔木，高达20米。树皮淡灰褐色或深灰色，纵裂成长条片剥落。分枝密，小枝扁平，排成一平面。鳞形叶交互对生，正面1对扁平，有腺点，侧面1对龙

骨状，盖于正面叶上。雌雄同株，珠花单生于上年短枝顶；雄球花有3至6对雄蕊，每一雄蕊有2至4花药；雌球花有4对珠鳞。球果有种鳞4对，成熟前肉质，成熟后木质，开裂，较厚，背部近顶端有1反曲的尖头，中部种鳞各有1至2粒种子。种子长卵形，无翅。花期3至4月，果期10至11月。侧柏多栽培。除青海、新疆外，全国均有分布。

侧柏茎枝类圆柱形，红棕色；小枝扁平，直径1～2毫米。叶细小鳞片状，交互对生，贴伏于枝上，深绿色或黄绿色。质脆。气清香，味苦涩、微辛。

侧柏叶含挥发油、油中主要为茴香酮、樟脑、乙酸龙脑酯、萜醇；并含桧酸槲皮素、杨黄黄素、山奈素、扁柏双黄酮、蜡质等。其性寒，味苦涩。凉血止血，生发乌发。可用于吐血、衄血、咯血、便血、崩漏不止、血热脱发、须发早白。另外侧柏种仁亦入药，名柏子仁，能养心安神、止汗润肠。

## ☆ 苦丁茶

苦丁茶别名菠萝树、大叶茶、苦灯茶。苦丁茶为冬青科植物大叶冬青的叶。

苦丁为常绿乔木，高达15米。树皮赭黑色或灰黑色，粗糙，有浅裂，枝条粗大，平滑，新条有棱角。叶革质而厚，螺旋状互生，长椭圆形或卵状长椭圆形，先端锐尖，或稍圆，基部钝，边缘有疏

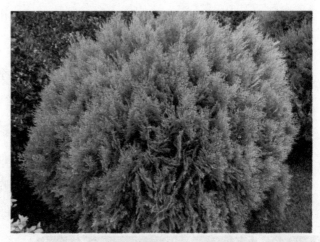

齿，上面光泽，下面主脉突起。聚伞花序，多数密集在上部叶腋；雄花序1至3朵，雌花序则仅有1花；苞片卵形，多数；萼4裂，裂片卵形，有缘毛，黄绿色；花瓣4，椭圆形，基部愈合，长为花萼的3倍；雄花有雄蕊4，较花瓣长，花丝直形，花药卵形，中央有退化子房，两性共强雄蕊与花瓣等长，子房球状卵形。核果球形，成熟后红色，有残留花柱；分核4颗，有3棱。花期4至5月，果期10月。其生于山坡、竹林、灌木丛中。分布于长江下游各省及福建。

苦丁茶全年可采收，除去杂质，干燥。其叶呈卵状长圆形，革质，不皱缩，有的纵向微卷曲，上面黄绿色或灰绿色，有光泽，下面黄绿色。味微苦。

苦丁茶含熊果酸、羽扇醇、蒲公英萜醇等。其性大寒，味苦、甘。可散风热、清头目，除烦渴。用于头痛、齿痛、目赤、热病烦渴、痢疾。

## ☆ 石楠叶

石楠别名石眼树叶、老少年叶、凿树、石纲。石楠叶为蔷薇科植物石楠的叶。

石楠为常绿灌木或小乔木，高可达10米，枝光滑。叶片革质，长椭圆形、长倒卵形、倒卵状椭圆形，长8～22厘米，宽2.5～6.5厘米，基部宽楔形或圆形，边缘疏生有腺细锯齿，近基部全缘，幼时自中脉至叶柄有绒毛，后脱落，两面无毛；叶柄长2～4厘米。复伞房花序多而密；花序梗和花柄无皮孔；花白色，直径6～8毫米；花瓣近圆形，内面近基部无毛；子房顶端有毛，花柱2～3裂。梨果近球形，直径约5毫米，红色，后变紫褐色。花期4至5月，果期10月。其可野生或栽培。分布于安徽、江苏、浙江、广东、广西、四川、云南、甘肃。

石楠叶全年可采收，晒干。其叶上表面暗绿色至棕紫色，较平滑，下表面淡绿色到棕紫色，主脉突起，侧脉似羽状排列；常带有叶柄。革质而脆。气微，味苦、涩。

石楠叶含氢氰酸、野樱皮甙、熊果酸、皂甙、挥发油。其性平，味辛、苦；有小毒。可祛风补肾。用于风湿筋骨痛、阳痿遗精。

## ☆ 桑 叶

桑叶为桑科植物桑树的叶。

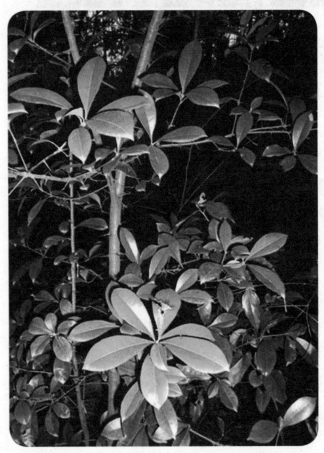

桑树为小乔木或灌木，高达15米。树皮灰黄色或黄褐色；幼枝有毛。叶互生，卵形至阔卵形，长6～15厘米，宽4～12厘米。先端尖或钝，基部圆形或近心

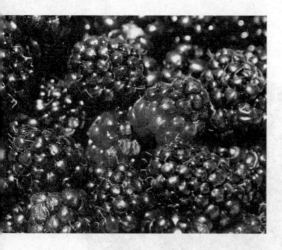

微苦、涩。

桑叶含牛膝甾酮、脱皮甾酮、芸香甙、桑甙、异槲皮甙、伞形花内酯、东茛菪甙、葫芦巴碱、胆碱、腺嘌呤、天冬氨酸、氯原酸等。其性寒，味甘、苦。可疏散风热、清肺润燥、清肝明目。用于风热感冒、肺热燥咳、头痛头晕、目赤昏花。另外桑的根皮（桑白皮）可泻肺平喘；嫩枝（桑枝）可祛风湿；果穗（桑椹）可补血滋阴。

☆ **臭梧桐叶**

臭梧桐别名八角梧桐、臭牡丹。臭梧桐叶为马鞭草科植物海州常山的叶。

臭梧桐为灌木。花和叶揉碎有

形，边缘有粗齿，上面无毛，有光泽，下面绿色，脉上有疏毛，脉腋间有毛；叶柄长1～2.5厘米。雌雄异株，骨朵花序腋生；雄花序早落；雌花序长1～2厘米，花柱不明显或无，柱头2。聚花果（桑椹）熟时紫黑色或白色。花期4至5月，果期6至7月。其生于山林中、路旁。全国有栽培。

桑叶可于初霜后采收，除去杂质，晒干。其叶多皱缩，破碎。完整者有柄，叶片上面黄绿色或浅黄棕色，有的有小疣状突起；下表面色较浅，叶脉突起，小脉网状，脉上被疏毛，脉基具簇毛。质脆。气微，味淡、

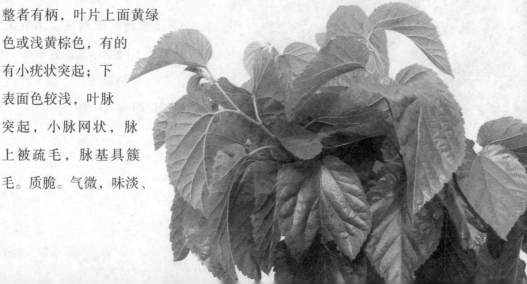

臭气；幼枝和叶柄有黄褐色短柔毛，枝内髓部有淡黄色薄片横隔。叶片阔卵形、卵形、三角状卵形、卵状椭圆形，长5～16厘米，宽3～14厘米，先端渐尖，基部截形或阔楔形，全缘或有波状齿，两面疏生短柔毛或近无毛；叶柄长2～8厘米。聚伞花序顶生或腋生；花萼紫红色，5裂几达基部；花冠白色或带粉红色；花柱不超出雄蕊。核果近球形，成熟时蓝紫色。

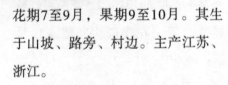

花期7至9月，果期9至10月。其生于山坡、路旁、村边。主产江苏、浙江。

臭梧桐叶可于夏季结果前采摘，晒干。其叶多皱缩，灰绿色或黄棕色，两面均被毛茸，尤以下表面叶脉处为多；叶柄具纵沟，密被毛茸。气清香，味苦、涩。

臭梧桐叶含海常山苦素、刺槐素-α-二葡萄糖醛酸甙、消旋肌醇、海州常山素A、B。其性平，味甘、苦。可祛风湿、止痛、降血压。用于风湿痹痛、高血压。

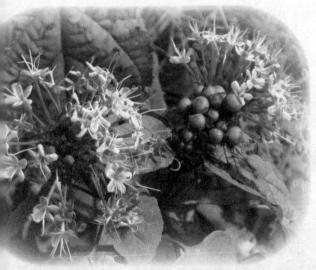

# 皮类中草药鉴别

皮类中草药因植物来源、取皮部位、采集和加工干燥的方法不同，形成了外表形态上的特征变化，在鉴别时应仔细观察。现介绍如下：

☆ **皮类形状**

皮类中草药是粗大老树上剥的皮，大多粗大而厚，呈长条状或板片状。枝皮则呈细条状或卷筒状，根皮多数呈短片状或筒状。一般描述术语有：平坦状或弯曲状。由于弯曲的程度不同，又分槽状或半管状如企边桂，管状或筒状如牡丹皮，单卷状如肉桂，双卷筒状如厚朴，复卷筒状如锡兰桂皮，反曲状如石榴树皮等。

☆ **皮类表面**

皮类外表面颜色多为灰黑色、灰褐色、棕褐色或棕黄色。内表面颜色各不相同，一般较平滑或具粗细不同的纵向皱纹。

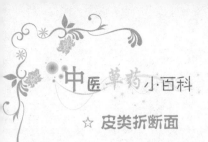

## ☆ 皮类折断面

皮类中药横向折断面的特征和皮的各组织的组成和排列方式有密切关系，因此是皮类中药的重要鉴别特征。折断面的性状主要有平坦状（富有薄壁细胞而无石细胞群或纤维束）、颗粒状（富有石细胞群的皮）、纤维状（富含纤维）、层状（纤维束和薄壁组织成环带状间隔排列，如黄柏）等。

## ☆ 皮类气味

皮类气味和皮中所含成分有密切关系，各种皮的外形有时很相似，但其气味却完全不同。如香加皮和地骨皮，前者有特殊香气，味苦而有刺激感，后者气味均较微弱。肉桂和桂皮外形亦较相似，但肉桂味甜而微辛，桂皮则味辛辣而凉。

# 皮类中草药简介

☆ **土荆皮**

土荆皮别名土槿皮、荆树皮、金钱松皮，为松科植物金钱松的根皮或近根树皮。

土荆为落叶乔木。叶在长枝上螺旋状散生，在短枝上15～30簇生，辐射平展，秋后呈金黄色，条形或倒披针状条形，扁平，下面沿隆起的中脉有两条气孔带。雌雄同株；雄球花数个簇生于短枝顶端；雌球花单生于短枝顶端。苞鳞大于珠鳞，珠鳞腹面基部有2胚珠。球果直立，卵圆形；种鳞木质，熟后脱落；苞鳞短小；种翅与种鳞几等长。花期4～5月，球果11月成熟。其生于山林林缘及杂木林中；多栽培。产于江苏、安徽、浙江、江西、福建、湖北、湖南。

土荆可于5月剥取根皮或近根树皮，晒干。其根皮不规则长条状，扭曲而稍卷，厚1～5毫米。外

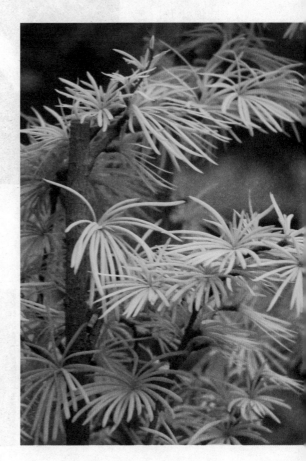

表面灰黄色，粗糙，有灰白色横向皮孔，粗皮常呈鳞片状剥落而现红棕色；内表面黄棕色至红棕色，较平坦。质韧，折断面呈裂片状，可层层剥离。气微，味苦、涩。树皮呈板片状，厚约至8毫米，粗皮较厚，外表面呈龟裂状，内表面较粗糙。

土荆皮含土槿皮酸、酚性成分、鞣质及色素。其性温，味辛；有毒。可杀虫、止痒。用于疥癣瘙痒。

上簇生，掌状5至7裂，裂片三角状卵形至长圆状倒披针形，先端渐尖或骤凸，边缘有细锯齿，下面幼时有短柔毛。伞形花序聚生为圆锥花序；花白色或淡黄绿色；萼齿5；花瓣5；雄蕊5，花丝比花瓣长1倍以上；子房下位，2室，花柱2，合生成柱状，先端分离。果球形，熟时黑色。花期7至8月，果期10至11月。其生于山地疏林中。产

## ☆ 川桐皮

川桐别名茨楸、棘揪。川桐皮为五加科植物刺楸的树皮。

川桐为落叶乔木，枝有粗刺。叶在长枝上互生，在短枝

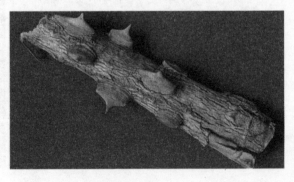

于安徽、湖北、湖南、广西。

川桐皮全年可采，以春季为好，晒干。其树皮板状或向内卷曲，厚2～7毫米。外表面浅灰黑色，有灰白色斑纹，或灰绿色至黑褐色地衣附着，具纵皱纹及裂纹并有棕褐色菱形皮孔，钉刺乳头状，稍呈纵向扁长，顶端有锐刺或因除掉而留下的痕迹，钉刺基部直径0.5～1厘米，较大的钉刺有的稍有环纹；内表面黄棕色，平滑，有细纵纹。质坚硬，断面纤维性。气微，味微辛、略麻舌。

川桐树皮含鞣质、黄酮、香豆素、树酯、精油及少量生物碱；根皮含刺楸毒甙、刺楸皂甙。其性平，味微苦。可祛风湿、通络、止痛。用于类风湿性关节炎、腰膝疼痛；外用跌打损伤。

## ☆ 乌桕根皮

乌桕别名木樟树、卷子树、白蜡树、蜡烛树。乌桕根皮为大戟科植物乌桕的根皮。

乌桕为落叶乔木，高可达15米，含白色乳汁。叶互生，菱状卵形，长和宽各3～7厘米先端短尖，下面初时粉白，后渐成黄绿色，秋季变红色；叶柄上端有2腺体。花单性同株，密集成顶生穗状花序；雄花每3朵有1苞，生于花序上部，花萼杯状，3浅裂，雄蕊2至3；雌花1至4，生于花序基部，花萼3深裂，子房上位，3室，柱头3裂。蒴果近球形，熟时黑色。种子黑色，外面有白蜡层。花期7至8月，果期10至11月。其生于山坡、村边、路旁。产于华东、中南、西南及甘肃。

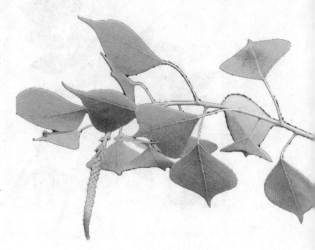

乌桕可于10月至次年2月挖根，取根皮洗净，晒干。其根皮呈不规则块片或卷成半筒状。外表面土黄色，有纵横纹理，并有横长皮孔；内表面较平滑，淡黄色，微有纵纹。折断面粗糙。

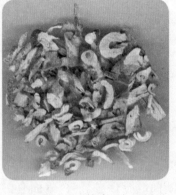

乌桕根皮含花椒油素、鞣花酸。其性微浊，味苦；有小毒。可清热利湿、拔毒消肿。用于水肿、臌胀、症瘕

积聚、二便不通、湿疮、疥癣、疔毒。

## ☆ 白鲜皮

白鲜皮别名北鲜皮、山牡丹，为芸香科植物白鲜的根皮。

白鲜为多年生草本，全株具香气。根数条丛生。茎直立，高50～65厘米。羽状复叶互生，小叶9至13片，卵形至椭圆形，长3～9厘米，宽1.5～4厘米，先端短尖，边缘具细锯齿，基部宽楔形，两面密布腺点；叶柄及吉轴两侧有狭翼。总状花序顶生，密被柔毛及腺点；花白色或淡红色，萼片5；花瓣5，雄蕊10；子房上位。蒴果5裂，表面散布棕黑色油腺和白色细柔毛。种子近球形，先端短尖，黑色，有光泽。花期4至5月，果期6月。其生于山坡丛林

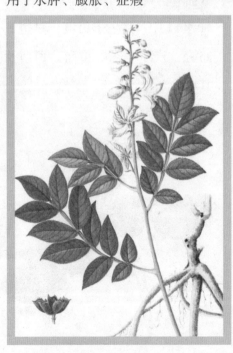

中。主产辽宁、河北、山东；江苏、山西、内蒙古、吉林、黑龙江亦产。

白鲜可于春、秋季采挖，去掉须根，抽出木心，晒干。其根皮呈卷筒或双卷筒状，长5～15厘米，直径1～2厘米，厚0.2～0.5毫米。外表面灰白色或淡灰黄色，具纵纹及根痕；内表面类白色，平滑。质松脆，易折断，断面乳白色，有白色亮点。气膻，味微苦。

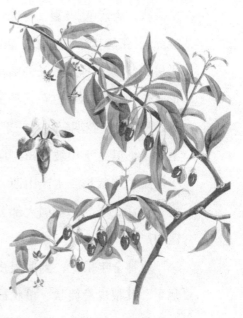

白鲜皮含白鲜碱、茵芋碱、崖椒碱、前茵芋碱、柠檬苦素、黄柏酮、岑酮。其性寒，味苦。可清热燥湿、祛风解毒。用于湿热疮毒、黄水淋漓、湿疹、疥癣疮癞、风湿热痹、黄疸尿赤。

## ☆ 地骨皮

地骨别名杞根、地节、红月附根、狗奶子棍。地骨皮为茄科植物枸杞的根皮。

地骨为灌木，高1～2米。枝细长，常弯曲下垂，有刺。叶互生或簇生于短枝上，卵状菱形至卵状披针形，长2～6厘米，宽0.5～1.7厘米。花1至4朵簇生于叶腋；花萼钟形，3至5裂；花冠漏斗状，淡紫色，5裂，有缘毛；雄蕊5，花丝基部密生白色柔毛；子房2室。浆果卵形或长椭圆状卵形，长5～15毫米，红色。种子肾形，棕黄色。花期6至9月，果期7至10月。其生于山坡、田野向阳干燥处；有栽培。主产山西、河南、浙江、江苏；全国大部分地区均产。

地骨全年采挖，剥取根皮，晒干。其根皮呈筒状、槽状或不规则卷片。筒直径0.5～2厘米，厚1～3毫米。外表面土黄色或灰

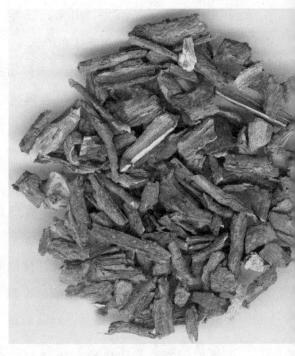

黄色，粗糙，有交错裂纹，易剥落；内表面黄白色，有细纵纹。质脆，折断面分内外两层，外层较厚，土黄色；内层类白色。微有香气，味稍甜。

地骨根皮含甜菜碱、枸杞酰胺、β-谷甾醇，柳杉酚、蜂蜜酸、亚油酸和桂皮酸。其性寒，味甘。可凉血除蒸、清肺降火。用于阴虚潮热、骨蒸盗汗、肺热咳嗽、咯血、衄血。

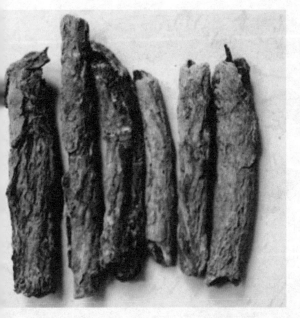

## ☆ 肉桂皮

肉桂别名玉桂、牡桂、菌桂、筒桂。肉桂皮为樟科植物肉桂的树皮。

肉桂为常绿乔木，芳香。树皮灰褐色，幼枝有四棱，被灰黄色茸毛。叶互生或近对生，革质，长椭圆形至近披针形，先端短尖，基产楔形，上面绿色，有光泽，离基三出脉；具叶柄。圆锥花序腋生；花被片6，白色；能育雄蕊9，3轮，内轮花丝基部有腺体2，子房卵形。浆果紫黑色，椭圆形，具浅杯状果托。肉桂花期6至8月，果期10月至次年2至3月。其多为栽培。产于云南、广西、广东、福建。

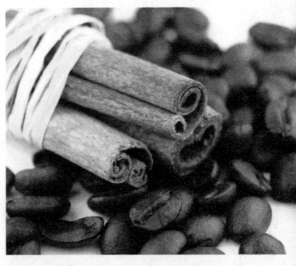

肉桂多于秋季剥取栽培5至10年的树皮和枝皮，晒干或阴干。肉桂皮呈浅槽状或卷筒状，长30~50厘米，宽或筒径3~10厘米，厚2~8毫米。外表面灰棕色，稍粗糙，有横向微突起的皮孔及细皱纹。内表面棕红色，平滑，有细纵纹，划之显油痕。质硬脆，断面颗粒性，外层棕色，内层红棕色而油润，两层间有淡黄色线纹（石细胞带）。其气香浓烈，味甜、辣。

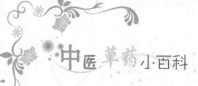

肉桂皮含挥发油、油中含桂以醛、醋酸桂皮酯、丁香酚、桂皮酸、笨丽酸乙酸、桂二萜醇、乙酰桂二萜醇。其性大热、味辛、甘。可补火助阳、引火归源、散寒止痛、活血通经。用于阳痿、宫冷、心腹冷痛、虚寒吐泻、经闭、痛经等。

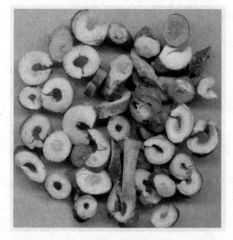

## ☆ 牡丹皮

牡丹别名木芍药、洛阳花。牡丹皮为毛茛科植物牡丹的粗皮。

牡丹为落叶灌木二回三出复叶，顶生小叶长达10厘米，3裂近中部，裂片上产3浅裂或不裂，侧生小叶较小，斜卵形，不等2浅裂或不裂，上面绿色，下面有白粉，中脉有疏毛或近无毛。花单生枝顶，萼片5；花瓣5，或重瓣，白色、红紫色或黄色，倒卵形，先端常2浅裂；雄蕊多数；花盘杯状，红紫色，包住心皮，在心皮成熟时裂开；心皮5，密生柔和。骨朵

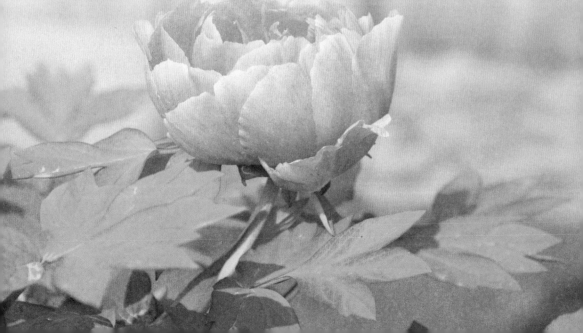

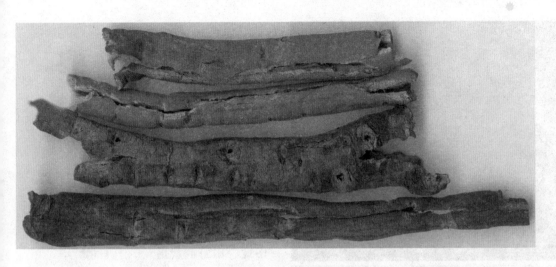

果卵形，密生褐黄色毛。花期5至7月，果期7至8月。其全国广为栽培。主产安徽、四川、甘肃、陕西、湖北、湖南、山东、贵州。

牡丹可于秋季挖根，剥取根皮，晒干。其根皮呈筒状或半筒状，有纵剖开的裂缝，两边向内卷曲，长5~20厘米，直径0.5~1.2厘米。外表面褐色或黄褐色，有横长皮孔及细根痕，栓皮脱落处显粉红色；内表面淡灰黄色或浅棕色，有细纵纹，常见发亮的结晶。质硬脆，断面较平坦，粉性，淡粉红色。气芳香，味微苦而涩。

牡丹皮含牡丹皮原甙、牡丹酚、芍药甙、羟基芍药甙、苯甲酰芍药甙及挥发油。其性寒，味苦、辛。可清热凉血、活血行瘀。用于温毒发斑、吐、衄、便血、骨蒸劳热、经闭痛经，痈肿疮毒、跌扑伤痛。

## ☆ 苦楝皮

苦楝皮为楝科植物楝的干皮和根皮。

苦楝为落叶乔木。树皮纵裂，幼枝被星状柔毛。叶互生，2至3回羽状复叶，小叶卵形至椭圆形，长

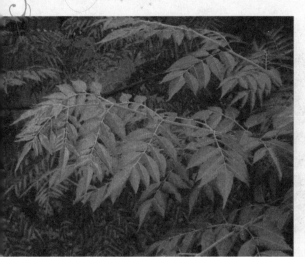

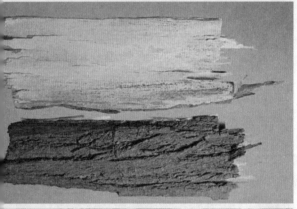

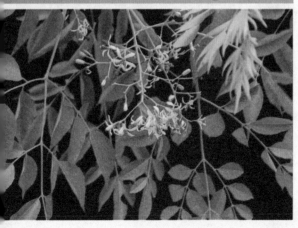

3～7厘米，宽2～3厘米，先端长尖，边缘具深浅不一的钝齿，幼时被星状毛，后仅沿脉有白毛。圆锥花序腋生；花萼5裂，被毛；花瓣5，淡紫色，外面被毛；雄蕊10；子房上位，4至5室。核果近球球，直径1～1.5厘米，黄棕色，有光泽。花期5月，果期10月。其生于山坡、田野或栽培。产于华北、华东、中南及西南各地。

苦楝可于春、秋季割取，晒干，或除去粗皮，晒干。其树皮呈不规则板片状、槽状或半卷筒状，长宽不一，厚2～6毫米。外表面灰棕色或灰褐色，粗糙，除去粗皮者淡黄色；内表面类白色或淡黄色。质韧，不易折断，断面纤维性，呈层片状，易剥离。无臭，味苦。

苦楝皮含苦楝素、苦楝萜酮内酯、苦楝萜醇内酯、苦楝皮萜酮、苦楝萜酸甲酯、川楝素等。其性寒，味苦。可驱虫疗癣。用于蛔蛲虫病、虫积腹痛；外治疥癣瘙痒。

## ☆ 冬瓜皮

冬瓜，瓜形如枕，又叫枕瓜，产于夏季。冬瓜起源于中国、印度，分布于亚洲的热带、亚热带及温带地区，栽培以中国、东南亚和印度等为主。冬瓜清热，养胃生津，消痈行水，治胀满，泻痢霍乱，解鱼、酒毒；富含糖类、蛋白质、维生素C，对护肤美白有作用。

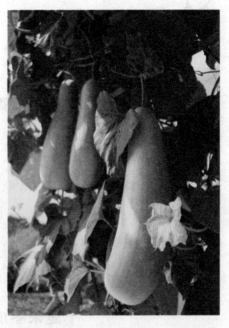

冬瓜皮为冬瓜的外皮。冬瓜皮别名白瓜皮、地芝、枕瓜。食用冬瓜时，收集削下的外果皮，晒干。以皮薄、条长、色灰绿、有粉霜、干燥、洁净为佳。

冬瓜皮能够利水消肿，用于小便不利，暑热口渴，小便赤短，腹泻，痈肿。但因营养不良而致之虚肿，慎用。冬瓜皮内服煎汤，每次15～30克；外用煎水洗或研末调敷。冬瓜皮治肾脏炎，小便不利，全身浮肿的配方是冬瓜皮六钱，西瓜皮六钱，白茅根六钱，玉蜀黍蕊四钱，赤豆三两。水煎，一日三回分服；治损伤腰痛的配方是冬瓜皮烧研，酒服；治咳嗽的配方是冬瓜皮五钱，蜂蜜少许，水煎服；治巨大荨麻疹的配方是冬瓜皮水煎，当茶喝；治跌扑伤损的配方是干冬瓜皮、真牛皮胶各30克。入锅内炒存性，研末，每服15克，好酒热服，饮酒一杯，用厚盖取微汗。冬瓜皮水的做法是冬瓜皮50克，煮汤3大碗，1日分3次服食，清热祛暑、利尿。

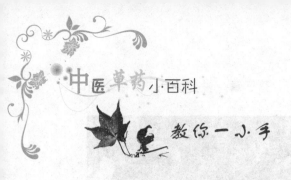
## 冬瓜香菇菜

材料：冬瓜皮100克，香菇50克，调味品适量。

做法：冬瓜去皮洗净，切成小方块。香菇用水发开，去蒂柄，洗净，切成丝。葱、姜洗净切丝。锅中放植物油适量，烧热后下葱、姜爆香，再下冬瓜、香菇和泡香菇的水，闷烧数分钟，待熟时调入食盐、味精等，翻炒几下即可。下气消痰，利水渗湿，降脂减肥。

## 薏米冬瓜排骨汤

材料：薏米30克、排骨250克、冬瓜300克、香菇数朵，盐、鸡精适量，姜一片。

做法：瓦煲内盛适量的水，将薏米、排骨洗净，冬菇泡发，一起放入（如果想让汤清一些，可先将排骨飞水，去除血水后再放入），大火烧开后，撇去浮沫，放入冬瓜、姜，盖上煲盖，水开后关小火，煲五十分钟左右，加入盐和鸡精调味即可。具有利尿、清暑、美白的效果。

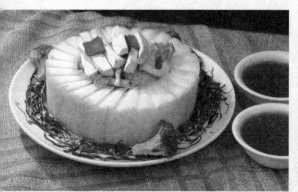
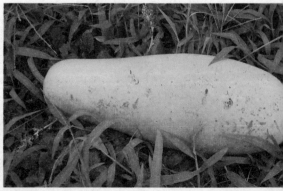

## ☆ 秦　皮

秦皮为木犀科植物白蜡树的树皮。

白蜡树为落叶乔木，树皮淡灰色，裂皱浅细。羽状复叶对生，小叶5至9，椭圆形或椭圆状卵形，长3～10厘米，宽1.5～5厘米，先端尖或渐尖，工部宽楔形，边缘具锯齿或钝锯齿，下面脉上有柔毛。圆锥花序顶生，大而疏松，长8～15厘米；花小，花萼钟状，不规则分裂；无花冠；雄蕊2，花药长椭圆形，约与花丝等长；子房2室，柱头2浅裂。翅果披针形。花期5月，果期7至8月。其生于山坡、山沟及丛林中。主产陕西、四川、宁夏、云南、贵州、河北。

白蜡树可于春、秋季整枝时剥取树皮，晒干。其树皮呈卷筒状或槽状，厚1.5～3毫米。外表面灰褐色，散有灰白色圆点状皮孔；骱表面淡棕色或红棕色。质坚韧，断面纤维状，易层状剥离。无臭，味苦。

秦皮含七叶树甙及其甙元七叶树内酯，并含白蜡树甙、白蜡树内酯、紫丁香甙等。其性寒，味苦、涩。可清热燥湿、收涩、明目。用

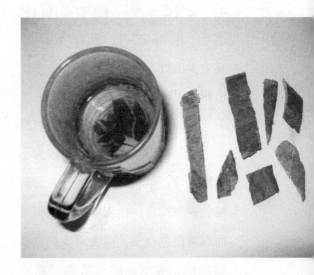

于热痢、泄泻、赤白带下、目赤肿痛、目生翳膜。

## ☆ 香加皮

香加皮别名北五加皮、香五加。香加皮为萝摩科植物杠柳的根皮。

杠柳为蔓生灌木，具乳汁。叶对生，膜质，披针形，长5～9厘米，宽1.5～2.5厘米，先端渐尖，

基部楔形，全缘，侧脉多对。聚伞花序腋生；花冠紫红色，裂片5，内部被疏矛橛；副花冠环状，顶端5裂，裂片丝状，伸长，被柔毛。骨突果双生。种子顶端具白色绢毛。花期6至7月，果期7至9月。其生于山野、河边、砂质地。主产山西、河南、河北、山东。

杠柳可于春、秋季挖根，取皮晒干。其根皮呈卷筒状，少数为不规则卷片，厚2～4毫米。外表面灰棕色或黄棕色，栓皮易鳞片状剥落而现黄白色内皮；内表面淡黄色或红棕色，有细纵纹。质脆，断面不整齐，淡黄色。有特异香气、味苦。

香加皮含香加皮甙A、B、C、D、E、F、H、H、K，4-甲氧基水杨醛、β-谷甾醇、香树脂醇等。其性温，味辛、苦。可祛风湿、强筋骨。用于风寒湿痹、腰膝酸软、心悸气短、下肢浮肿。

## ☆ 陈 皮

陈皮，别名橘皮、贵老、红皮、黄橘皮、广橘皮、新会皮、红橘、大红袍、川橘，为橘子的干燥成熟果皮。

橘常栽培于丘陵、低山地带、江河湖泊沿岸或平原，分布于长江以南各地区。10至12月果实成熟

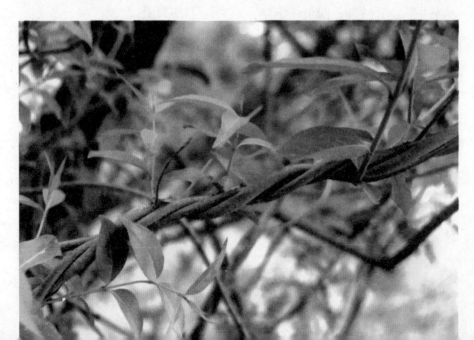

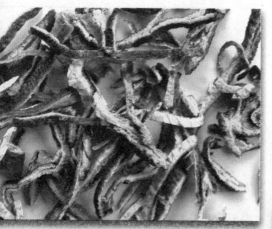

人。出浴后心情舒畅，精神倍增，皮肤滑润舒适。鲜橘皮有农药和保鲜剂污染，用它泡水对健康产生不良影响。

　　柑皮以贮藏的时间越久越好，故称"陈皮"。以广东所产为佳，"广陈皮"又以新会陈皮为上品，

时，摘下果实，剥取果皮，阴干或通风干燥。橘皮入药以陈久者为良，故名陈皮、贵老、红皮、陈皮。陈皮药材分为"陈皮"和"广陈皮"，以片大、色鲜、油润、质软、香气浓、味甜苦辛为佳。

　　陈皮根据炮制方法不同分为陈皮、炒陈皮、陈皮炭、土炒陈皮、盐陈皮、炙陈皮；治脾胃气滞湿阻、胸膈满闷、脘腹胀痛、不思饮食、呕吐秽逆、二便不利、肺气阻滞、咳嗽痰多、乳痈初起、鱼蟹毒、酒毒。陈皮含有挥发性芳香油，橘皮浴能怡情养性。将晒干的橘皮装入布袋，放在洗浴水中浸泡一会，然后洗浴，可使浴水清香诱

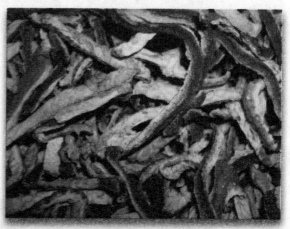

有润心肺、清热、化痰止咳等功效。陈皮在药用上有理气、健胃、燥湿、祛痰的功效。以陈皮为主要成分配制的中成药，如川贝陈皮、蛇胆陈皮、甘草陈皮、陈皮膏、陈皮末等，是化痰下气、消滞健胃的良药。在食品方面，新会陈皮梅、陈皮鸭、陈皮酒，其色、香、味都具特色。制作菜肴加入陈皮，使菜

肴特别可口。制作绿豆沙、红豆粥加入陈皮，味道分外芳香。用陈皮五钱、山楂三钱、甘草一钱、丹参二钱，以1500毫升煮沸，小火再煮20分钟，过滤即可饮用，有降低胆固醇及血脂作用。但有发热、口干、便秘、尿黄等症状者，不宜饮用陈皮水。陈皮不宜与半夏、南星同用；不宜与温热香燥药同用。

☆ 浙桐皮

浙桐别名椿椒、鼓钉树。浙桐皮为芸香科植物樗叶花椒的树皮。

浙桐为乔木，高3～10米，树干和枝有钉刺。单数羽状复叶；小叶9至23，厚纸质，对生，矩圆形至长椭圆形，长7～13厘米，宽2～4厘米，顶端渐尖，基部圆形，稍不对称，边缘有浅钝锯齿，上面齿缝间有1透明腺点，下面苍绿色，有稀疏腺点。伞房状圆锥花序顶生；花小，单性，淡绿色，5数；雄花雄蕊药隔顶端有1腺点，退化心皮短小。骨突果红色，顶端有短喙。种子棕黑色，有光泽。花期7至8月，果期10至11月。其生于

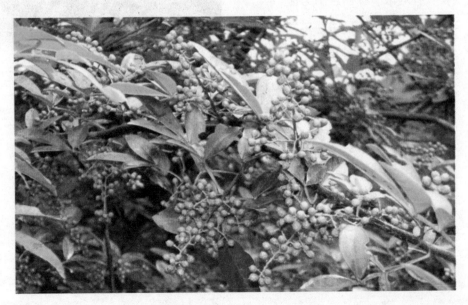

密林或路旁湿地。产于浙江。

浙桐可于夏季剥取树皮,将钉刺向内折,晒干。其树皮薄板状或卷曲,厚1.5～3毫米。外表面黑灰色或淡黑灰色,并有灰白色斑纹,多皱缩纵条纹及纵向凹纹,有乳头状钉刺;内表面黄棕色,有细密纵纹。质硬脆,断面纤维性。气微,味微苦。

浙桐树皮含衡州乌药碱、茵芋碱及木兰碱。其性平,味苦。可祛风湿、通经络。用于腰膝疼痛、顽痹、疥癣。

☆ 椿　皮

椿皮别名椿根皮、椿白皮,为苦木科植物臭椿(樗树)的根皮或干枝。

臭椿为落叶乔木。树皮灰褐色。叶互生,羽状复叶,小叶13至25,卵状披针形,长7～12厘米,宽2～4.5厘米,先端渐尖,基部截形,近基部有1至2对粗齿,齿尖背面有1腺体,揉碎有臭气。圆锥花

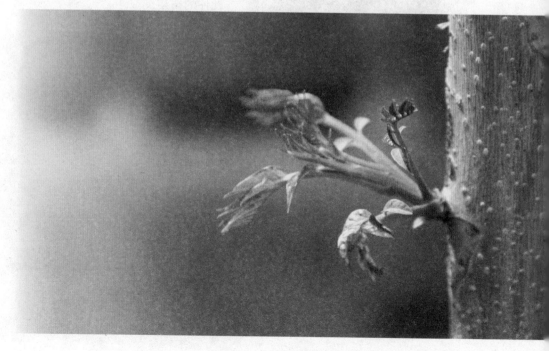

序顶生，花小，白色带绿，杂性。翅果扁平，长椭圆形，1～6个着生于1果柄上，每个翅果中部具1种子。花期6至7月，果期9月。其生于山坡、路旁，或栽培于庭院、村边。主产浙江、河北、湖北、江苏。

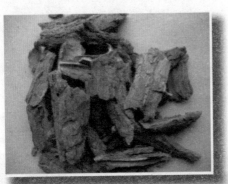

臭椿可于春、秋季剥取根皮或干皮，刮去或不去粗皮，晒干。其根皮呈扁平块片或不规则卷片状，厚2～5厘米；外表面带灰色，有多数大形显著突起的棱形皮孔，长1～2厘米，皮灰白色，稍有光泽；内表面淡黄色，密布细小棱形小点或小孔。质硬韧，折断面内皮强纤维性，味苦。干皮多呈扁平块状，厚3～5毫米，外表面灰棕色，有不规则纵横裂纹和皮孔。

椿皮含臭椿苦内酯、11-乙酰臭椿苦内酯、臭椿辛内酯C，并含多种有毒生物碱β-卡波林衍生物。其性寒，味苦、涩。可清湿热、收涩、止血。用于白带、腹泻、久痢、便血。

☆ **杜仲皮**

杜仲别名扯丝皮、思仲、丝棉皮、玉丝皮，杜仲皮为杜仲科植物杜仲的树皮。

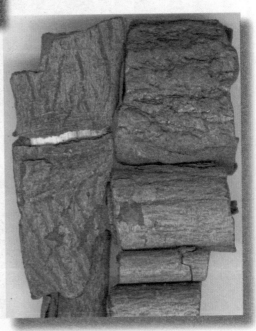

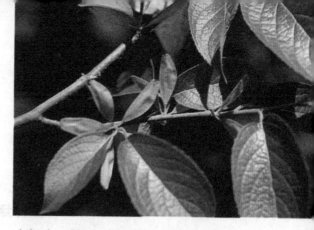

杜仲为落叶乔木，树皮、叶、果折断后有银白色细丝。树皮灰色，小枝淡褐色或黄褐色，有皮孔，髓片状。叶互生，椭圆形或卵状椭圆形，长6~8厘米，宽3~7.5厘米，先端渐尖，基部圆或广楔形，边缘有锯齿，下面脉上有毛。花单性，异株，无花被，先叶开放，单生于新枝基部；雄花雄蕊5至10，花丝极短；雌花子房狭长，单生于新枝基部；雄花雄蕊5至10，花丝极短；雌花子房狭长，顶端有2叉状花柱。翅果扁薄，狭椭圆形，长约3.5厘米。花期3至5月，果期7至9月。其生于山地林中，或栽培。主产四川、陕西、河南、贵州、云南；江西、甘肃、湖南、广西亦产。

杜仲可于4至6月剥树皮，刮去粗皮，堆置"发汗"至内皮呈紫褐色，晒干。其树皮板片状，少数为卷片，厚1~7毫米。外表面淡棕色或灰褐色，有明显的皱纹或纵裂槽纹，较薄者未去粗皮，可见明显的皮孔；内表面暗紫色，肖滑。质脆，折断面有细密、银白色、富有弹性的橡胶丝相连。气微、味稍苦。

杜仲皮含杜仲胶、杜仲甙、京尼平、有机酸、维生素C及微量生物碱。其性温，味甘。可补肝肾、强筋骨、安胎。用于肾虚腰痛、筋骨无力、妊娠漏血、胎动不安、高血压等。

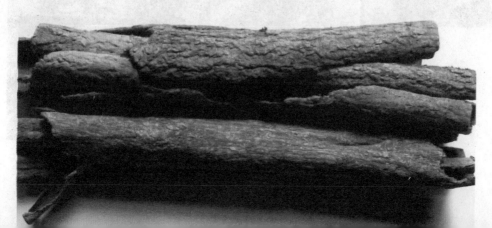

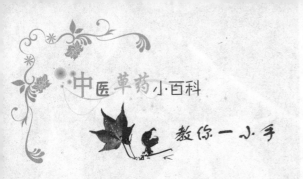
## 杜仲煨猪腰

杜仲10克，猪肾1个。猪肾剖开，去筋膜，洗净，用花椒、盐淹过；杜仲研末，纳入猪肾，用荷叶包裹，煨熟食。用于肾虚腰痛，或肝肾不足，耳鸣眩晕，腰膝酸软。

## 杜仲爆羊肾

杜仲15克，五味子6克，羊肾2个。杜仲、五味子加水煎取浓汁；羊肾剖开，去筋膜，洗净，切成小块腰花放碗中，加入前汁、芡粉调匀，用油爆炒至嫩熟，以盐、姜、葱等调味食。用于肾虚腰痛，遗精尿频。

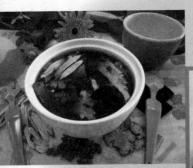
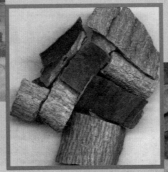
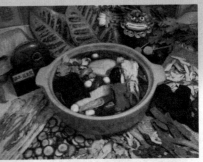

## ☆ 黄柏皮

黄柏别名关黄柏。黄柏皮为芸香科植物黄薜的树皮。

黄柏为乔木，高10～25米。树皮淡黄褐色或淡灰色，木栓层厚而软，有规则深纵沟裂。叶对生，羽状复叶，小叶5至13，卵形或卵状披针形，长5～12厘米，宽3～4.5厘米，边缘具细锯齿或波状，有缘毛，上面暗绿色，下面苍白色。圆锥花序顶生，雌雄异株，花小而多，黄绿色。浆果状核果球形，紫黑色，有香气。花期5至6月，果期9至10月。其生于深山、河边、溪旁林中。主产辽宁、吉林、河北。

黄柏可于3至6月将树皮剥下，趁鲜刮去粗皮，晒干，称"关黄柏"。关黄柏树皮呈板片状，栓皮

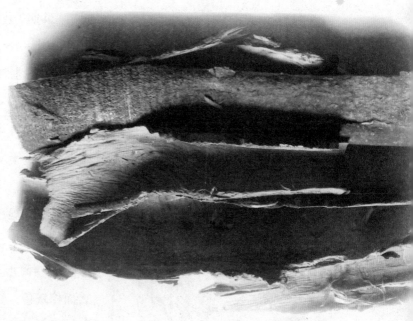

已大部刨去，厚1.5～4毫米。外表面绿黄色，有不规则纵脊和沟纹；内表面灰黄色。质坚韧，折断面呈刺片状，鲜黄色，纤维层可成片剥离。微有香气，味极苦，有粘性。

黄柏皮主含小薜碱，并含巴马亭、药根碱、黄柏碱、蝙蝠葛任碱、白桥楼碱、黄柏桐等。其性寒，味苦。可清热燥湿、泻火除蒸、解毒疗疮。用于湿热泻痢、黄疸、带下、热淋、脚气、骨蒸劳热、盗汗、遗精、疮疡肿毒。

☆ 厚朴皮

厚朴别名赤朴、油朴。厚朴皮为木兰科植物凹叶厚朴的皮。厚朴为落叶乔木，树皮淡褐色。叶互

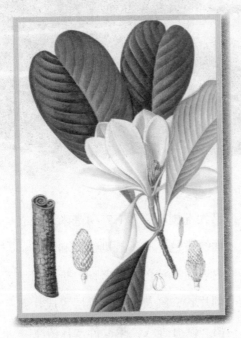

生，革质，狭倒卵形，长15～30厘米，宽8～17厘米，顶端有凹缺或成2钝圆浅裂片，基部楔形，侧脉15至25对，下面灰绿色，幼时有毛；叶柄有白色毛。花白色，芳香；花被片9至12；雄蕊和心皮多数。聚合果圆柱状卵形，长11～16厘米；木质，有短尖头。花期4至5月，果期9至10月。其喜生于温凉、湿润、酸性的肥沃砂壤土上。产于福建、浙江、安徽、江西和湖南。

厚朴可于4至6月剥取根皮及枝皮阴干；干皮置沸水中微煮后，堆置阴湿处，"发汗"至内表面变紫褐色或棕褐色时，蒸软，取出，卷成筒状，干燥。其干皮呈双卷筒形、单卷筒形，厚2～8毫米；外表面棕灰色，较粗糙，有时呈鳞片状，较易剥落，有多数皮孔，刮去粗皮现黄棕色；内表面紫棕色，划之显油痕；质坚硬，不易折断；断面外侧灰棕色，内层紫褐色或棕色，有油性，有的可见多数光亮小结晶。枝皮、根皮单筒状，有的根皮弯曲。气香味麻辛辣、微苦。

厚朴皮含厚朴酚和厚朴酚。其性温，味苦、辛。可燥湿消痰、下气除满。用于湿滞伤中、脘痞吐泻、食积气滞、腹胀便秘、痰饮喘咳。

# 第四章 飘香的果实及种子类中草药

　　果实类中药的药用部位通常是采用完全成熟或将近成熟的果实，少数为幼果，如枳实；多数采用完整的果实，如五味子；有的采用果实的一部分或采用部分果皮或全部果皮，如陈皮、大腹皮等；也有采用带有部分果皮的果柄，如甜瓜蒂；或果实上的宿萼，如柿蒂；甚至仅采用中果皮的维管束组织，如橘络、丝瓜络；有的采用整个果穗，如桑葚。

　　种子类中草药的药用部位为种子、种子的一部分或种子的加工品。但其药用部位大多是完整的成熟种子，包括种皮和种仁两部分，种仁又包括胚乳和胚。也有用种子的一部分，有的用种皮，如绿豆衣；有的用假种皮，如肉豆蔻衣、龙眼肉；有的用除去种皮的种仁，如肉豆蔻；有的用胚，如莲子心；有的则用发了芽的种子，如大豆黄卷。极少数为发酵加工晶，如淡豆豉。接下来本章就一些果实及种子类中草药材予以简介，使读者掌握其来源、功效、成分、主治功能等知识。

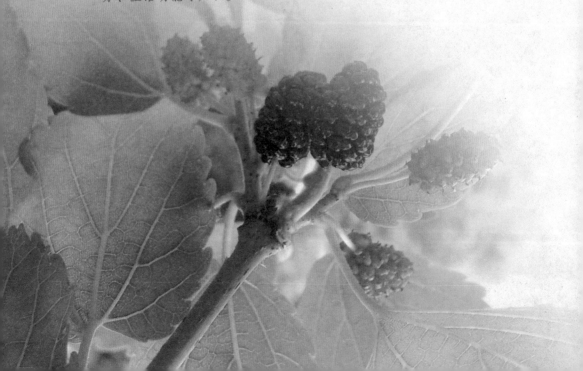

# 果实类中草药的鉴别

果实类中草药鉴别有性状鉴别和显微鉴别两方面，下面作一简要介绍：

## ☆ 性状鉴别

鉴别果实类中药，应注意其形状、大小、颜色、顶端、基部、表面、质地、破断面及气味等。并注意是完整的果实还是果实的某一部分，注意果实的顶端有无柱基等附属物，下部有无果柄或果柄脱落的痕迹，是否带有宿存的花被，如地肤子。果实类中药的表面大多干缩而有皱纹，肉质果尤为明显，果皮表面常稍有光泽，也有具茸毛的；有时可见凹下的油点，如陈皮、吴茱萸；一些伞形科植物的果实，表面具有隆起的肋线，如小茴香、蛇床子；有的果实具有纵直棱角，如

使君子。完整的果实观察外形后，还应剖开果皮观察内部的种子，注意其数目和生长的部位（胎座）。

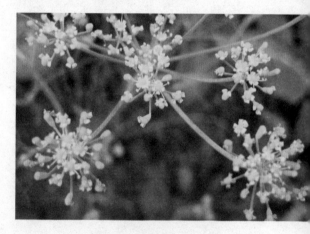

从气味方面鉴别果实类中药，也是很重要的。有的果实类中药有浓烈的香气，可作为鉴别真伪及品质优劣的依据。

## ☆ 显微鉴别

果皮可分为外果皮、中果皮及内果皮三部分：

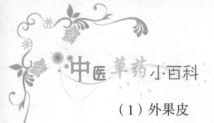
（1）外果皮

外果皮与叶的下表皮相当，通常为一列表皮细胞，外被角质层。有的具茸毛，多数为非腺毛，少数为腺毛，如吴茱萸；也有的具腺鳞，如蔓荆子；偶有气孔存在。有的表皮细胞中含有色物质或色素，如花椒；有的表皮细胞间嵌有油细胞，如五味子。

（2）中果皮

中果皮与叶肉组织相当，通常较厚，大多有薄壁细胞组成，在中部有细小维管束散在，有的可见石细胞、油细胞、油石或油管等存在，如小茴香的中果皮内可见油管。

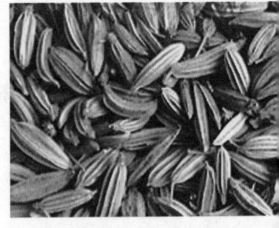

（3）内果皮

内果皮与叶的上表皮相当，是果皮的最内层组织，大多有一列薄壁细胞组成；也有内果皮细胞全为石细胞，如胡椒；有些核果的内果皮，可有多层石细胞组成。伞形科植物的果实常见"镶嵌细胞"，即以5至8个狭长的薄壁细胞互相并列为一群，各群以斜角联合，呈镶嵌状。

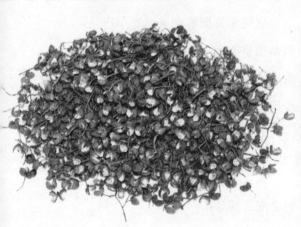

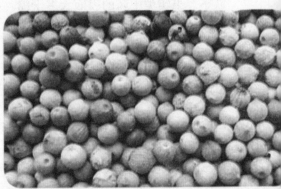

# 果实类中草药

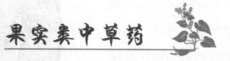

## ☆大枣

大枣别名红枣、小枣，为鼠李科植物枣的果实。

枣树为落叶灌木或小乔木，高达10米。小叶有成对的针刺，嫩枝有微细毛。叶互生，椭圆状卵形或卵状披针形，长2.5～7厘米，宽1.2～3.5厘米，先端稍钝，基部偏斜，边缘有细锯齿，基出三脉。花较小，淡黄绿色，2至3朵集成腋生的聚伞花序；花萼5裂；花瓣5；雄蕊5；子房柱头2裂。核果卵形至长圆形，熟时深红色，花期4至5月，果期7至9月。其全国各地均有栽培，主产河南、河北、山东、山西、陕西、甘肃、内蒙古。

大枣可于秋季采摘成熟果实，晒干；或烘炕至皮软再晒干。其果实呈椭圆

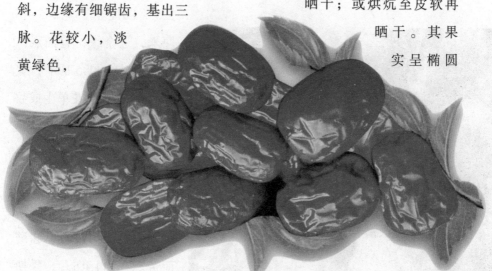

形或圆形，长2～3.5厘米，直径
1.5～2.5厘米。表面暗红色，略带
光泽，有不规则皱纹，基部凹陷，
有短果梗；外果皮薄，中果皮棕黄
色或淡褐色，肉质，柔软，富糖性
而油润；果核纺捶形，两端锐尖，
质坚硬。气微香，味甜。

　　大枣含大枣皂甙Ⅰ、Ⅱ、Ⅲ、
酸枣仁皂甙B、光千金藤碱、葡萄
糖、果糖、蔗糖、环磷腺苷、环磷
乌苷等。其性温，味甘。可补中益
气、养血安神。用于脾虚食少、乏
力便溏、妇人脏躁。

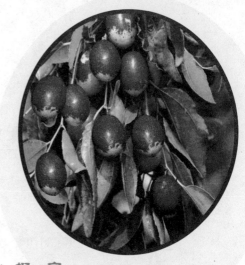

☆ **枳　实**

　　枳实别名枸头橙、臭橙、香
橙，为芸香科植物酸橙的幼果。

　　枳为常绿小乔木。三棱状茎有
刺，刺长2厘米。单身复叶互生，
革质，卵状长椭圆形或倒卵形，
长5～10厘米，宽2.5～5
厘米，近全缘，有油点；
叶翅长0.8～1.5厘米，宽
0.3～0.6厘米。花单生或数
朵簇生于叶腋；萼片5；花
瓣5，白色，略反卷。柑果
球形或稍扁，直径约7.5厘
米，成熟后橙黄色，表面
粗糙，瓤瓣约12枚，味酸
而苦。花期4至5月，果期

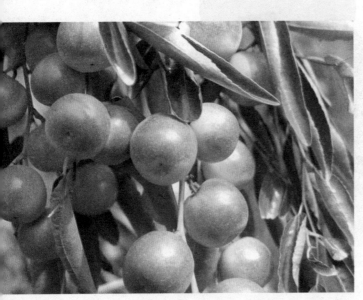

11月。其多为栽培，主产四川、江西。可于5至6月间采摘枳的幼果，自中部横切为两半，晒干或低温干燥。较小者可整体干燥。其果实呈半球形，少数球形，直径0.8～3厘米。外表面灰绿色、棕绿色或黑绿色，粗糙，密被小油点及黄色斑点，顶端有微凸柱基，基部有果梗痕。横剖面外层果皮淡黄色，厚3～7毫米，边缘有油室1至2列，果瓤10至13瓣。质坚硬。气清香，味苦微酸。

枳实含橙皮甙、新橙皮甙、川陈皮素、d-柠檬烯、酸橙素、苦橙甙、枸桔甙、辛弗林、柠檬苦素等。其性微寒，味苦、辛、酸。可化痰散痞、破气消积。用于积滞内停、痞满胀痛、泻痢后重、大便不通、痰滞气阻胸痹。

## ☆ 无花果

无花果别名映日果、奶浆果、蜜果、树地瓜，为桑科植物无花果的聚花果。

无花果为落叶灌木或乔木，高达12米，有乳汁。叶互生，厚膜质，宽卵形或近球形，长10至20厘米，3至5掌状深裂，少有不裂，边缘有波状齿，上面粗糙，下面有短毛。肉持花序托有短梗，单生于叶腋；雄花生于瘿花序托内面的上半部，雄蕊3；雌花生于另一花序托内。聚花果梨形，熟时黑紫色；瘦果卵形，淡棕黄色。花期4至5月，果期9至10月。其各地庭园有栽培。

无花果可于夏秋季摘取未成熟青色聚花果，放于沸水内烫过，立

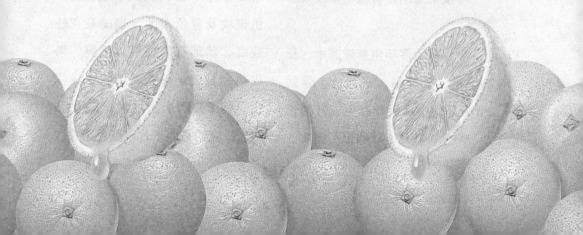

即捞起，晒干或烘干。其聚花果呈圆锥形或类球形，长约2厘米，直径1.5～2.5厘米。表面淡黄棕色或棕黑色，有波状弯曲的纵棱线，上端稍平截，中央有圆形突起，基部较狭，连有果序柄及残序苞片。质硬，味甜。

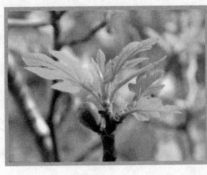

无花果含枸橼酸、延胡索酸、琥珀酸、丙二酸、脯氨酸、草酸、苹果酸、莽草酸、奎尼酸、生物碱、甙类、糖类、无花果朊酶等。其性平，味甘。可健脾、止泻。用于食欲减退、腹泻、乳汁不足。

## ☆ 罗汉果

罗汉果为葫芦科植物罗汉果的果实。

罗汉果为多年生草质藤本，长2～5米。茎纤细，暗紫色。卷须2分叉几达中部。叶互生，叶柄长2～7厘米；叶片心状卵形，膜质，长8～15厘米，宽3.5～12厘米，先端急尖或渐尖，基部耳状心形，全缘，两面均被白色柔毛。花雌雄异株，雄花序总状，雌花花单生；花萼漏斗状，被柔毛，5裂，花冠橙黄色，5全裂，先端渐尖，外被白色夹有棕色的柔毛。瓠果圆形或长圆形，被柔毛，具10条纵线，种子淡黄色。花期6至8月，果期8至10月。罗汉果生于海拔300～500米的山区，可栽培。主产广西、江西，广东多有分布。

秋季罗汉果果实由嫩绿变深绿时采摘，晾数天后，低温干燥。其果实呈卵形、椭圆形或球形，长4.5～8.5厘米，直径3.5～6厘米。表面褐色、黄褐色或绿褐色，有深色斑块及黄色柔毛。顶端有花柱残痕，基部有果梗痕。质脆，果皮薄，易破。果瓤海绵状，浅棕色。种子扁圆形，多数，长约1.5厘米，宽约12厘米，浅红色至棕红色。味甜。

罗汉果含罗汉果甙，较蔗糖甜300倍；另含果糖、氨基酸、黄酮等。其性凉，味甘。可清热润肺，滑肠通便。用于肺火燥咳、咽痛失音、肠燥便秘。

## ☆ 瓜 蒌

瓜蒌别名天撤、苦瓜、山金匏、药瓜皮，为葫芦科植物桥楼的果实。

瓜蒌为多年生草质藤本。茎有棱线，卷须2至3歧。叶互生，叶片宽卵状心形，长宽相近，5～14厘米，3至5浅裂至深裂，边缘常再分裂，小裂片较圆，两面稍被毛。雄花生于上端1/3处，3至8朵成总状花序，有时单生，萼片线形，花冠白色，裂片扇状倒三角形，先端流苏长1.5～2厘米；雌花单生，花梗长约6厘米。果实椭圆形至球形，长7～11厘米，果瓤橙黄色。种子扁椭圆形，长11～16毫米，宽7～12毫米。花期6至8月，果期9至10月。其生于山坡、草丛、林缘半阴处。主产山东、河南、河北。

秋末瓜蒌果实变为淡黄时采收，悬挂通风处阴干。其果实呈卵圆形或类球形，长7～15厘米，直径6～10厘米，表面深橙黄色至橙红色，皱缩或较平滑，顶端有残存花柱基，基部有果梗残迹；质脆，易破开，果皮稍厚，内表面黄白色，果瓤橙黄色，与多数种子粘结成团。气如焦糖；味微酸甜。

瓜蒌果实含三萜皂甙、氨基酸、糖类、有机酸；种子含油酸、亚油酸及甾醇类化合物。其性寒，味甘、微苦。可清热涤痰，宽胸散结，润肠。用于肺热咳嗽，痰浊黄稠，胸痹心痛，乳痈、肺痈、肠痈肿痛。

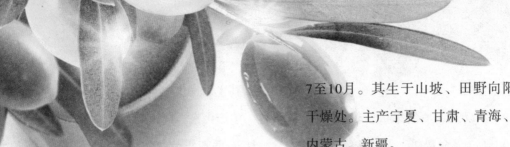

▲ 枸杞子

枸杞子别名西枸杞、白刺、山枸杞、白疙针，为茄科植物宁夏枸杞的果实。

枸杞为粗壮灌木，有时成小乔木状，高可达25厘米，有棘刺。单叶互生或数片丛生于短枝上，长椭圆形披针形或卵状矩圆形，长2～3厘米，宽2～6毫米，基部楔形并下延成柄，全缘。花腋生，常1至3数朵簇生于短枝上；花萼杯状；花冠漏斗状，粉红色或紫红色。浆果椭圆形，长10～20毫米，直径5～10毫米，红色。花期5至9月，成熟期7至10月。其生于山坡、田野向阳干燥处。主产宁夏、甘肃、青海、内蒙古、新疆。

夏、秋季枸杞果实呈橙红色时采收，晾至皮皱后，再曝晒至外皮干硬、果肉柔软，除去果梗。其果实呈椭圆形，长6～18毫米，直径6～8毫米。表面鲜红色或暗红色，具不规则皱纹，略有光泽，顶端有花柱痕，另端有果梗痕。质柔润，果肉厚，有粘性，内含种子25至50粒。种子扁肾形，长至2.5毫米，宽至2毫米，土黄色。气微、味甜、微酸。

枸杞子含甜菜碱、玉蜀黍黄素、酸浆红素、枸杞多糖、胡萝卜素、核黄素、烟酸、维生素C等。其性平，味甘。可滋补肝肾、益精明目。用于虚劳精亏、腰膝酸痛、眩晕耳鸣、内热消渴、血虚萎黄、目昏不明。

用枸杞煲汤、泡酒、泡茶是我国民间的传统。枸杞四季皆宜，春季可与黄芪煮水喝；夏季宜与菊

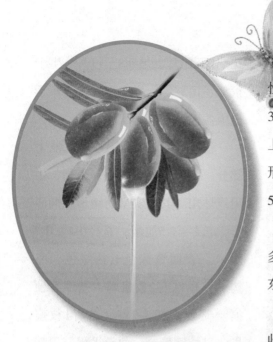

花、金银花、胖大海和冰糖一起泡水喝；秋季宜与雪梨、百合、银耳、山楂等制成羹；冬季宜与桂圆、大枣、山药等煮粥。

## ☆ 青　果

青果别名橄榄、白榄、甘榄，为橄榄科植物橄榄的果实。

青果为常绿乔木，高10～20米。羽状复叶互生；小叶9至15，对生，革质，长圆状披针形，长6～19厘米，宽3～8厘米，先端尾状渐尖，下面网脉上有小窝点。圆锥花序顶生或腋生；花小，两性或杂性；萼杯状，3浅裂；花瓣3～5，白色，芳香；雄蕊6，子房上位，3室，每室胚珠2。核果卵形，长约3厘米，青黄色。花期4至5月，果期8至10月。

青果生于低海拔的杂木林中，多为栽培。主产福建、四川、广东、云南、广西。

青果可于秋季果实成熟时采收、干燥。其果实呈纺锤形，两端钝尖，长2.5～4厘米，直径1～1.5厘米。表面棕黄色或黑褐色，有不规则皱纹。果肉灰棕色或棕褐色，质硬。果核梭形，暗红棕色，具纵棱；内分3室，各有种子1粒。果肉味涩，久嚼微甜。

青果含甲酚、麝香草酚、维生素C、柠檬烯、对-聚伞花素、莰烯、橙花醇、龙牛儿醇、S-杜松烯、B-石竹烯、橄榄醇。其性平，味甘、酸。可清热、利咽、生津、解毒。用于咽喉肿痛、咳嗽、烦渴、鱼蟹中毒。

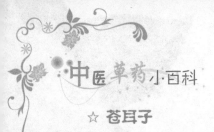

## ☆ 苍耳子

苍耳子别名野茄子、刺儿棵、疗疮草、粘粘葵，为菊科植物苍耳的带总苞的果实。

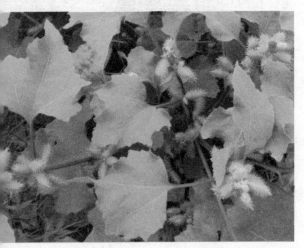

苍耳为一年生草本，高30～90厘米。茎粗糙，有短毛。叶互生，三角状卵形，长6～10厘米，宽5～10厘米，先端锐尖，基部心形。边缘有缺刻或3至5浅裂，有不规则粗锯齿，两面有粗毛；叶柄长3～11厘米。头状花序顶生或腋生，雌雄同株，雄花序在上，球形，花冠筒状，5齿裂；雌花序在下，卵圆形，外面有钩刺和短毛。

花期7至10月，果期8至11月。生于荒地、山坡等干燥向阳处。分布于全国各地。

苍耳子可于9至10月割取地上部分，打下果实，晒干，去刺，生用或炒用。其果实呈纺锤形或椭圆形，长1～1.5厘米，直径0.4～0.7厘米。表面黄棕色七黄绿色，有钩刺。顶端有2枚粗刺，基部有梗痕。质硬而韧，2室，各有1枚瘦果，呈纺锤形，一面较平坦，顶端具1突起的花柱基，果皮薄，灰黑色，具纵纹。种皮膜质，浅灰色，子叶2枚，有油性。气微，味微苦。

苍耳子含苍耳甙，叶含苍耳

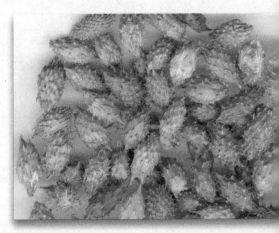

醇、异苍耳醇、苍耳酯等。其性温，味辛、苦。可散风湿、通鼻窍。用于风寒头痛、鼻渊流涕、风疹瘙痒、湿痹拘挛。

## ☆ 八角茴香

八角茴香别名大茴香、八角、八月珠，为木兰植物八角茴香的果实。

八角茴香为常绿乔木，高达20米。树皮灰色至红褐色。叶互生或螺旋状排列，革质，椭圆形或椭圆状披针形，长6～12厘米，宽2～5厘米，上面深绿色，光亮无毛，有透明油点，下面淡绿色，被疏毛。花单生于叶腋，有花梗；萼片3，黄绿色；花瓣6～9，淡红至深红色；雄蕊15～19；心皮8～9；胚珠倒生。聚合果星芒状。

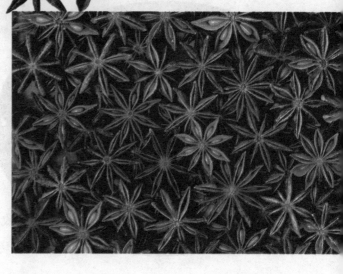

花期春、秋季，果期秋季至翌年春季。其生长于阴湿、土壤疏松的山地。产于广东、广西等地。可于秋、冬季果实由绿变黄时采摘，置沸水中略烫后干燥或直接干燥。

八角茴香聚合果常由8个骨突果着生在中轴呈星状。骨突果长1～2厘米，宽3～5毫米，高0.6～1厘米；外表面红棕色，有不规则皱纹，顶端呈鸟喙状，上侧多开裂；果皮内表面淡棕色，平滑有光泽；质硬而脆，内含种子1粒。果梗长3～4厘米，弯曲，常脱落。种子扁卵圆形，长约6毫米，红棕色或黄棕色，光亮。气芳香，味辛、甜。

八角茴香含挥发油，油中含茴香醚、黄樟醚、茴香醛、茴香酮水芹烯等。其性温，味辛。可温阳散寒、理气止痛。用于胃寒呕吐、腰痛。

## ☆ 女贞子

女贞子别名冬青子、蜡树、虫树，为木犀科

植物女贞的果实。

女贞为常绿大灌木或小乔木，高可达10米，叶对生，革质，卵形或卵状披针形，长5～14厘米，宽3.5～6厘米，先端尖，基部圆形，上面深绿色，有光泽。花小，芳香，密集成顶生的圆锥花序，长12～20厘米；花萼钟状，4浅裂；花冠白色，漏斗状，4裂，筒和花萼略等长；雄蕊2；子房上位，柱头2浅裂。核果长椭圆形，微弯曲，熟时紫蓝色，带有白粉。其花期6～7月，果期8～12月。主产江苏、浙江、湖南、福建、广西、江西、四川。

女贞子可于11～12月采收成熟果实，晒干；或置热水中烫过后晒干。其果实卵形、椭

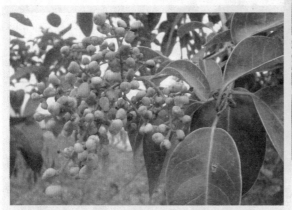

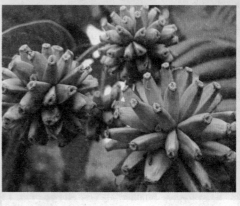

圆形或肾形，长6～8.5毫米，直径3.5～5.5毫米。表面黑紫色或灰黑色，皱缩，基部有果梗痕或具宿萼及短梗。体轻。外果皮薄，中果皮较松软，易剥离，内果皮木质，黄棕色具纵棱，种子1～2粒，肾形，紫黑色，油性。无臭，味甘而微苦涩。

女贞子含女贞子甙、洋橄榄苦甙、齐墩果酸、4-羟基-B-苯乙基-B-D-葡萄糖甙、桦木醇等。其性凉，味甘、苦。可滋补肝肾、明目乌发。用于眩晕耳鸣，腰膝酸软、须发早白、目暗不明。

## ☆ 喜树果

喜树果别名千丈树、水栗子、天梓树，为珙桐科植物喜树的果实。

喜树为落叶大乔木。叶互生，卵状长方形或卵状椭圆形，长7～18厘米，宽5～10厘米，先端渐尖，基部圆或广楔形，全缘，边缘有纤毛，羽脉10～11对；叶柄红色，有疏毛。花单性同株，成球形头状花序；花萼5齿裂；花瓣5，绿色；雄花雄蕊10；雌花子房下位，1室，柱头3裂，花盘明显。果序球状。花期8月，果期10～11月。其生于海拔1000米以下较潮湿处；有种植。主产浙江、江苏、江西、湖北、湖南。

喜树可于秋季果实成熟尚未脱落时采收，晒干。其果实披针形，长2～2.5厘米，宽5～7毫米，先端尖，有柱头残基；基部变狭，可见着生在花盘上的椭圆形凹点痕，两边有翅。表面棕色至棕黑色，微有光泽，有纵经纹，有时可见数条角棱和黑色斑点。质韧，不易折断，断面纤维性，内有种子1粒，干缩成细条状。味苦。

喜树果含喜树碱、喜树次碱、10-羟基喜树碱、10-甲氧基喜树碱、白桦脂酸、长春贰内酰胺等。其性寒，味苦、涩；有毒。可抗癌、散结、破血化瘀。用于多种肿瘤，如胃癌、肠癌、绒毛膜上皮癌、淋巴肉瘤等。

## ☆ 化橘红

化橘红别名柚皮橘红、化州橘红、柚子皮，为芸香科植物柚的未成熟或近成熟的干燥外层果皮。

柚为常绿乔木，高5～10米。小板扁，幼枝、新叶被短柔毛。单身复叶互生，长椭圆形、卵状椭圆形或阔卵形，长6.5～16.5厘米，宽4.5～8厘米，边缘浅波状，叶翅倒心形。花单生或为总状花序，腋生；花瓣白色；雄蕊25～45；子房长圆形。柑果梨形、倒卵形或圆形，直径10～15厘米，柠檬黄色，油室大；瓤囊10～18瓣。其花期4～5月，果熟期9～11月。栽培于丘陵地带。主产广东、广西、四川、湖南、湖北、浙江。

柚可于果实未成熟时采收，置沸水中略烫后，将果皮割成5或7瓣，除去果瓤及部分中果皮，压制成形，干燥。其药材呈对折的七角或展开的五角星状，单片呈柳叶形。完整者展开后直径15～28厘米，厚0.2～0.5厘米。外表面黄绿色至黄棕色，有皱纹及小油室；内表面黄白色或淡黄棕色，有脉络纹。质脆，易折断。气芳香，味苦、微辛。

化橘红果实含柚皮贰、柚皮贰元；果皮含枸橼醛、香叶醇、芳樟醇、磷氨基苯甲酸甲酯等。其性温，味辛、苦。可散寒、燥湿、利气、消痰。用于风寒咳嗽、喉痒痰多、食积伤酒、呕恶痞闷。

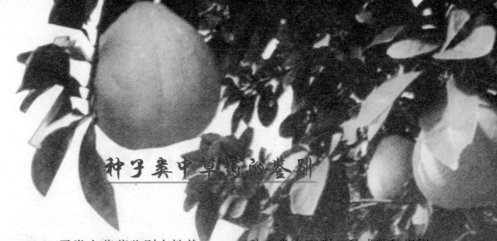

# 种子类中草药的鉴别

种子类中草药鉴别有性状鉴别和显微鉴别两方面，以下作一简要介绍：

## ☆ 性状鉴别

种子类中草药的性状鉴别主要应注意种子的形状、大小、颜色、表面纹理、种脐、合点和种脊的位置及形态、质地、纵横剖面以及气味等。有的种子水浸后种皮显黏液，如葶苈子；有的种子水浸后种皮呈龟裂状，如牵牛子。

## ☆ 显微鉴别

种子主要包括种皮、胚乳和胚三部分。种子类中草药的显微鉴别特征主要在种皮，因为种皮的构造因植物的种类而异，最富有鉴别意义。

（1）种皮

种皮常由下列一种或数种组织组成：表皮层、栅状细胞层、色素层、油细胞层、石细胞、营养层。

（2）胚乳

胚乳通常由贮藏大量脂肪油和糊粉粒的薄壁细胞组成。也有少数种子的种皮和外胚乳的折合层不规则地伸入内胚乳中，形成错入组织，如槟榔；也有为外胚乳伸入内胚乳中而形成的错入组织，如肉豆蔻。

（3）胚

胚是种子中未发育的幼体，包括胚根、胚芽、胚茎及子叶四部分。

在植物器官中只有种子含有糊粉粒，糊粉粒是种子中贮藏的颗粒状的蛋白质。

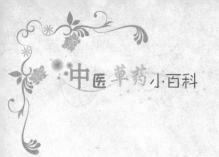

# 种子类中草药

## ☆ 莲 子

莲子为睡莲科植物莲的种子。

莲为多年生水生草本。叶盾形，高出水面，直径25～90厘米，粉绿色，下面有粗大的叶脉，叶柄有刺毛。花单生于花梗顶端，直径10～25厘米；萼片4至5，早落；花瓣多数，红色、粉红色或白色；雄蕊多数，花药线形，黄色，药隔先端有一棒状附属物；心皮多数，离生，嵌生于平头倒圆锥形的花托内。花托于果期膨在呈莲蓬头状，海绵质。坚果椭圆形或卵形。花期6至7月，果期9至10月。其各地湖沼或池塘中均有栽培。主产湖南、福建、江苏、浙江、江西。

秋季莲花果实成熟时采割莲房，取出果实，除去果皮，干燥。其种子呈椭圆形或类球形，长1.2～1.8厘米，直径0.8～1.4厘米。表面浅黄棕色至红棕色，一端中心有深棕色乳状状突起。质硬。子叶2，黄白色，肥厚，中有绿色莲子心。味甘、微涩。

莲子含牛角花糖甙、和乌胺、莲心碱、异莲心碱、淀粉、棉子糖、蛋白质、脂肪及钙、磷、铁盐。其性平，味甘、涩。可补脾止泻、益肾涩精、养心安神。用于脾虚久泻、遗精带下、心悸失眠。

## ☆ 决明子

决明子别名草决明、马蹄决明、假绿豆，为豆科植物决明的种子。

决明为一年生半灌木状草本，高1～2米。羽状复叶互生；小叶3对，倒卵形或长圆状倒卵形，长1.5～6.5厘米，宽0.8～3厘米，先

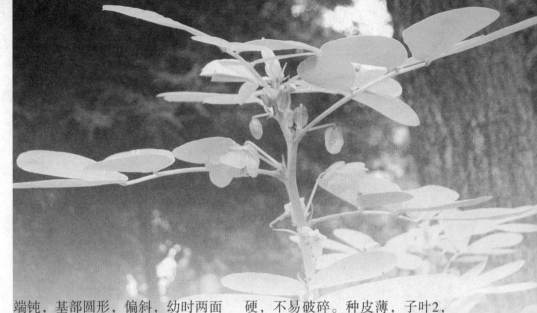

端钝，基部圆形，偏斜，幼时两面疏被长柔毛；托叶锥形，早落。花成对腋生；萼片5，分离；花瓣5，黄色，有爪；能育雄蕊7，下面3枚较发达；子房有柄，被白色。荚果线形。种子多数，菱形，淡褐色，有光泽，花期7至9月，果期9至11月。其全国大部分地区有栽培。主产安徽、江苏、浙江、四川。

秋季可收决明的成熟果实，晒干，打下种子。其种子呈棱方形或短圆柱形，两端平行倾斜，长3～7毫米，宽2～4毫米。表面绿棕色或暗棕色，平滑有光泽。一端较平坦，另端斜尖，背腹面各有1条突起的棱线，棱线两侧各有1条斜向对称而色较浅的线形凹纹。质坚硬，不易破碎。种皮薄，子叶2，黄色。味微苦。

决明子含大黄素、大黄酚、大黄素甲醚、决明素、钝叶决明素及其贰类。其性微寒，味甘、苦、咸。可清热明目、润肠通便。用于目赤涩痛、羞明多泪、头痛眩晕、目暗不明、大便秘结。

## ☆ 牵牛子

牵牛子别名黑丑、白丑、二丑、喇叭花，为旋花科植物圆叶牵牛的种子。

牵牛为一年生缠绕草本，全株密被白色长毛。叶互生，阔心形，全缘；叶柄与总花梗近等长。花序有花1至3朵；萼片5深裂，裂片

卵状披针形，长约1厘米，先端尾尖；花冠白色、蓝紫色或紫红色，漏斗状，长5~8厘米；雄蕊5；子房3室。蒴果球形。种子5至6粒，卵形，黑色或淡黄白色。花期6至9月，果期7至10月。其生于山野灌丛中、村边、路旁；多栽培。全国各地有分布。

牵牛秋末果实成熟、果壳未开裂时采割植株，晒干，打下种子，除去杂质。其种子似橘瓣状，长4~8毫米，宽3~5毫米。表面灰黑色（黑丑）或淡黄白色（白丑）。背面有1条浅纵沟，腹面接线的近端处有1点状种脐，微凹。质硬，浸水中作龟裂状胀破，内有浅黄色子叶两片，紧密重叠而皱曲。味辛、苦，有麻感。

牵牛子含牵牛子甙、牵牛子酸C、D、顺芷酸、尼里酸等。其性寒，味苦，有毒。可泻水通便、消痰涤饮、杀虫攻积。用于水肿胀满、二便不通、痰饮积聚、气逆喘咳、虫积腹痛、蛔虫、绦虫病。

## ☆ 菟丝子

别名黄丝、黄藤子、豆寄生，为旋花科植物菟丝的种子。

菟丝为一年生寄生草本，全株无毛。茎细，缠绕，黄色，无叶。花簇生于叶腋，苞片及小苞片鳞片状；花萼杯状，5裂；花冠白色，钟形，长为花萼的2倍，裂片向外反曲；雄蕊花丝扁短，基部生有鳞片，矩圆形，边缘流苏状；子房2室，花柱2。蒴果扁球形，被花冠

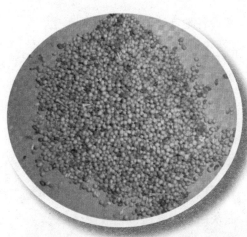

米。表面灰棕色或红棕色，具细密突起的小点，一端有微凹的线形种脐。质坚硬，除去种皮，可见卷旋状的胚。味微苦涩。

菟丝子含树脂样糖甙、胆甾醇、芸苔甾醇、谷甾醇、豆甾醇及三萜酸类、糖类。其性温，味甘。可滋补肝肾、固精缩尿、安胎、明目、止泻。用于阳痿遗精、尿有余沥、遗尿尿频、腰膝酸软、目昏耳鸣、肾虚胎漏、胎动不安、脾肾虚泻；外治白癜风。

全部包住，盖裂。种子2至4粒。花期7至9月，果期8至10月。其生于田边、荒地及灌丛中，常寄生于豆科等植物上。主产山东、河北、山西、陕西、江苏、黑龙江、吉林。

菟丝秋季果实成熟时采收植物，晒干，打下种子，除去杂质。其种子呈类球形或卵形，略扁，直径1～1.5毫

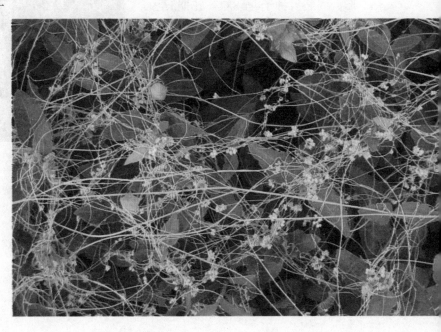

## ☆ 车前子

车前子别名牛么草子、车轱辘草子，为车前科植物车前的种子。

车前为多年生草本。叶丛生，直立或展开，方卵形或宽卵形，长4～12厘米，宽4～9厘米，全缘或有不规则波状浅齿，弧形脉4至7条；叶柄长5～22厘米。花茎长20～45厘米，顶生穗状花序；花萼4裂，宿存；花冠干膜质，4裂；雄蕊4，着生于花冠筒上；子房2室，花柱丝状，宿存。蒴果卵状圆锥形，周裂。种子4至8粒。花期5至9月，果期6至10月。其生于山野、路旁、沟旁及河边。主产江西、河

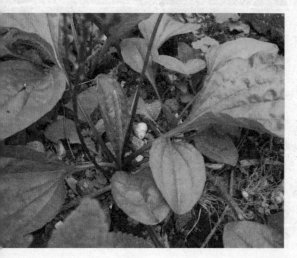

南；各地亦产。

车前夏、秋季种子成熟时采收果穗，晒干，搓出种子，除去杂质。其种子细小，略呈椭圆形，稍扁，长约2毫米，宽约1毫米。表面淡棕色或黑棕色，有细皱纹，一面有灰白色凹点状种脐。质硬，切断面灰白色。嚼之带粘液性。

车前子含多量粘液质、桃叶珊

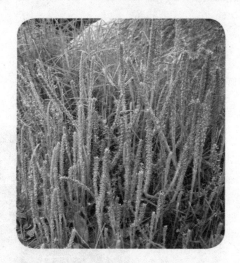

瑚甙，并含车前子酸、胆碱、腺嘌呤、琥珀酸、树脂等。其性微寒，味甘。可清热利尿、渗湿通淋、明目、祛痰。用于水肿胀满、热淋涩痛、暑湿泄泻、目赤肿痛、痰热咳嗽。

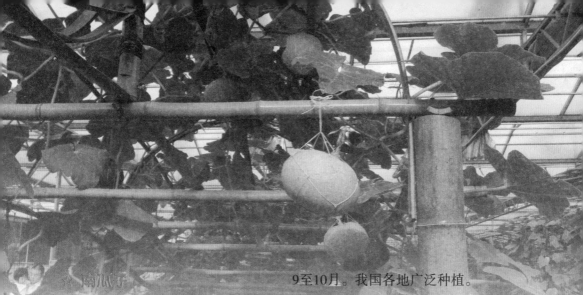

☆ 南瓜子

南瓜子别名番撖、北瓜、金瓜，为葫芦科植物南瓜的种子。

南瓜为一年生蔓生草本。茎有短刚毛，卷须3至4裂。叶片稍柔软，宽卵形或卵圆形，5浅裂，两面密生粗糙毛，边缘有细齿。花雌雄同株，单生，黄色；雄花花萼裂片线形，花冠钟状，雄蕊3；雌花花萼裂片显著叶状，花柱短。果柄有棱和槽，瓜蒂扩大成喇叭状。果实常有数条纵沟，开头因品种而不同。其花期7至8月，果期9至10月。我国各地广泛种植。

南瓜采收老熟的果实，切开取其种子，晒干。其种子扁椭圆形，一端较长，外表面黄白色，边缘稍有棱，长约1.2～2厘米，宽0.6～1.2厘米，表面稍有毛茸。种皮较厚，种脐位于尖的一端。

除去种皮，可见绿色菲薄胚乳，内有两枚黄色肥厚子叶。气香，味微甘。

南瓜子含南瓜子氨酸、脂肪油、蛋白质、维生素C等。其性平，味甘。可驱虫、消肿。用于治绦虫、蛔虫、产后手足浮肿、百日咳、痔疮。

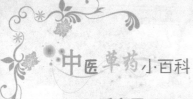

☆ 千金子

千金子别名小巴豆、续随子，为大戟科植物续随子的种子。

续随子为二年生草本，有乳

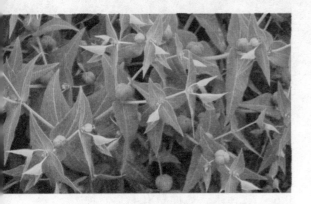

汁，全株被白粉。茎直立，圆柱形。茎下部叶密生，线状披针形，上部叶对生，广披针形，先端渐尖，基部近心形。总花序顶生，呈伞状，伞梗2至4，基部有2至4叶轮生；每梗再叉状分枝，有三角状卵形苞片2，每分叉间生1杯状聚伞花序；总苞杯状，先端4至5裂，腺体4，新月形。蒴果球形。花期6至7月，果期8月。其生于向阳山坡；多为栽培。主产河南、浙江。

续随子秋季种子成熟后，割取植株，打下种子，除去杂质，晒干。其种子椭圆形或卵圆形，长3～4毫米，直径2～4毫米。表面灰棕色，有网状皱纹，皱纹凹下部灰黑色，形成细斑点，一侧具有沟状种脊，顶端有圆形微突起的合点，基部有类白色突起的种脊。味辛。

千金子含巨大戟二萜醇3-十六烷酸酯、7-羟基千金二萜醇、γ-大戟甾醇、α-大戟烯醇、七叶内酯、七叶甙、续随二萜酯、瑞香索、山奈酚–3–葡萄糖醛酸甙等。其性温，味辛，有小毒。可行水消肿、破血散瘀。用于水肿、痰饮积滞胀满、二便不通、血瘀闭经。

## ☆刀　豆

刀豆别名大刀豆、挟剑豆、刀鞘豆，为豆科植物刀豆的种子。

刀豆为一年生半直立缠绕草本，高60～100厘米。三出复叶互生；小叶阔卵形或卵状长椭圆形，长约12厘米，宽约8厘米。总状花序腋生；花萼唇形；花冠蝶形，淡红紫色，旗瓣圆形，翼瓣狭窄而分离，龙骨瓣弯曲；雄蕊单体或1个雄蕊部分分离；子房有疏长硬毛。荚果带形而扁，略弯曲，长可达30厘米，边缘有隆脊。种子椭圆形，红色或褐色，种脐约为种子全长的3/4。其花期6至7月，果期8至10月。广东、湖南、湖北、江苏、浙江、安徽、四川、陕西等地有栽培。

刀豆可于9至11月间摘取成熟荚果，晒干，剥取种子。其种子呈扁肾形或扁椭圆形，长2.5～3.5厘米，宽1～2厘米，厚0.5～2厘米。表面淡红色或红紫色，略有光泽。边缘有灰黑色线形种脐，长1.5～2厘米，宽约2毫米，种脐上有白色膜状珠柄残余；近种脐一端有凹点状的珠孔，另端有深色合点，种脐与合点间有隆起的种脊。种皮革质，内表面棕绿色而光亮；子叶两片，黄白色，油润。无臭，味淡嚼之有豆腥气。

刀豆含刀豆球朊、刀豆胍氨酸等。其性温，味甘。可温中、下气。用于虚寒呃逆、呕吐。

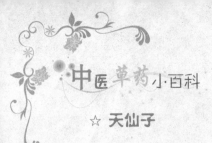

## ☆ 天仙子

天仙子别名莨菪子、牙痛子，为茄科植物莨菪的种子。

莨菪为一年或二年生草本，高30～70厘米，全体被有粘性腺毛和柔毛。基生叶大，丛生，成莲座状，茎生叶互生，近花序的叶常交叉互生，呈2列状；叶片长圆形，长720厘米，边缘羽状深裂或浅裂。花单生于叶腋，常于茎端密集；花萼管状钟形；花冠漏斗状，黄绿色，具紫色脉纹；雄蕊5，不等长，花药深紫色；子房2室。蒴果卵球形，直径1.2厘

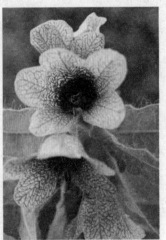

米，盖裂，藏于宿萼内。其花期6至7月，果期8至9月。生于林边、田野、路旁等处，有少量栽培。主产内蒙古、河北、河南及东北、西北诸省区。

莨菪可于8至9月采收成熟种子，晒干。其种子细小，呈扁肾形或扁卵形，直径约1毫米；表面棕黄色或灰黄色，有细密隆起的网纹，稍尖一端有点状种脐。味微辛。

天仙子含莨菪碱、阿托品、东莨菪碱、1-东莨菪碱、脂肪油等。其性温，味苦。可止痛、定惊、固脱。用于胃腹痛、牙痛、神经痛、气喘、癔病、久痢、痈肿恶疮。

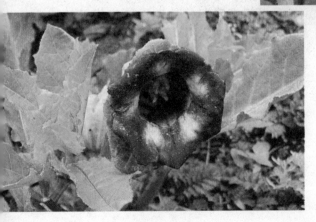

## ☆ 龙眼肉

龙眼肉别名桂圆肉、亚荔枝，

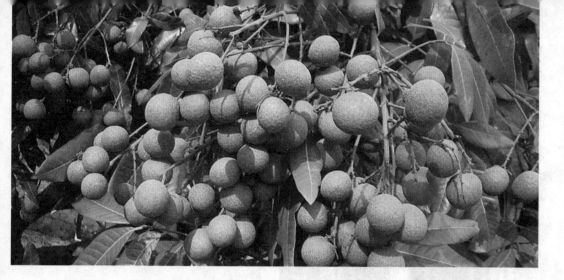

为无患子科植物龙眼的假种皮。

龙眼为常绿乔木，高达10米，树皮暗灰色，粗糙，枝条灰褐色，密被褐色毛。羽状复叶互生；小叶4至12，革质，椭圆形或椭圆状披针形，长6~20厘米，宽2~5厘米，全缘或微波状，下面粉绿色。圆锥花序顶生或腋生，有锈色星状柔毛；花小，杂箪，黄白色；花萼5深裂，黄色；花瓣5，被白毛，花盘明显；雄蕊7至9；子房上位，密被毛。果球形，外果皮黄褐色，略有细瘤状突起。鲜假种皮白色透明，肉质味甜。种子黑色，有光泽。其花期3至4月，果期7至8月。产于广东、广西、福建、云南、四川、贵州、台湾、均系栽培。

龙眼可于夏、秋季采收成熟果实，干燥，除去壳、核，晒至干爽不粘。其肉为纵向破裂的不规则薄片，常数片粘结。长约1.5厘米，宽2~4厘米，厚约0.1厘米。棕褐色，半透明，一面皱缩不平，一面光亮而有细纵皱纹。质柔润。气微香，味甜。

龙眼肉含葡萄糖、酒石酸、蔗糖、维生素B1、B2、P、C。其性温，味甜。可补益心脾、养血安

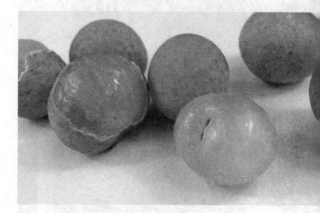

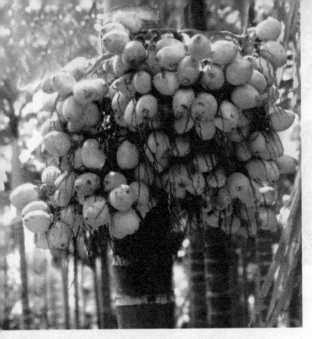

神。用于气血不足、心悸怔忡、健忘失眠、血虚萎黄。

## ☆ 槟榔

槟榔别名榔玉、宾门、橄榄子、青仔、国马，为棕榈科植物槟榔的种子。

槟榔为常绿乔木，高达17米或更高，干直立，不分枝。叶长1.3～2米，羽状全裂，裂片线形或线状披针形，长30～70厘米，先端呈不规则分裂；柄呈三棱形，具长叶鞘。花单性同株；肉穗花序生于叶束下，多分枝，成圆锥形，基部有黄绿色佛焰苞；雄花小而多，生于分枝上部；雌花较大而少，着生于总轴或分枝基部，子房上位，1室。坚果卵莱，红色，有宿存花萼及花瓣。其花期3至8月，果期11月至次年5月。常栽培在阳光较充足的林间或林边。主产海南，广西、云南、福建、台湾有栽培。

槟榔可于春末至秋初采收成熟果实，用水煮后，干燥，除去

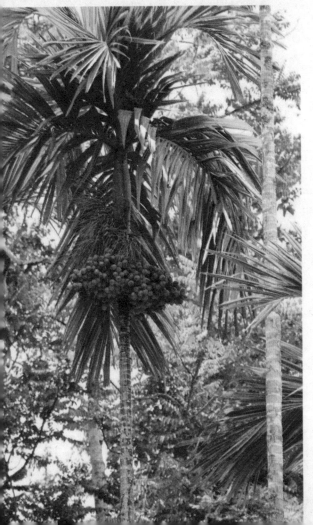

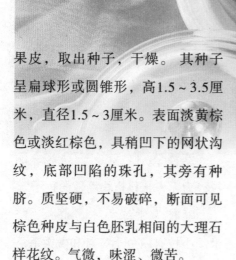

果皮，取出种子，干燥。其种子呈扁球形或圆锥形，高1.5～3.5厘米，直径1.5～3厘米。表面淡黄棕色或淡红棕色，具稍凹下的网状沟纹，底部凹陷的珠孔，其旁有种脐。质坚硬，不易破碎，断面可见棕色种皮与白色胚乳相间的大理石样花纹。气微，味涩、微苦。

槟榔含槟榔碱、槟榔次碱、去甲槟榔碱、去甲槟榔次碱、异去甲槟榔次碱等，并含鞣革、脂肪油。其性温，味苦、辛。可杀虫消积、降气、行气。用于绦虫、蛔虫、姜片虫病、水肿脚气。

## ☆ 胖大海

胖大海别名大海、安南子、大洞果，为梧桐科植物胖大海的种子。

胖大海为落叶乔木，高可达40米，单叶互生，叶片革质，卵形或椭圆状披针形，长10～20厘米，宽6～12厘米，通常3裂，全缘，光滑无毛。圆锥花序顶生或腋生，花杂性同株；花萼钟状，深裂；雄花具10至15个雄蕊；雌茶具1枚雌蕊。骨朵果1至5个，着生于果梗，呈船形，长可达24厘米。种子棱形或倒卵形，深褐色。其生于热带地区。我国海南、广西有引种。

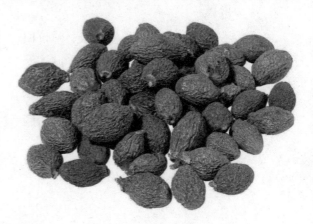

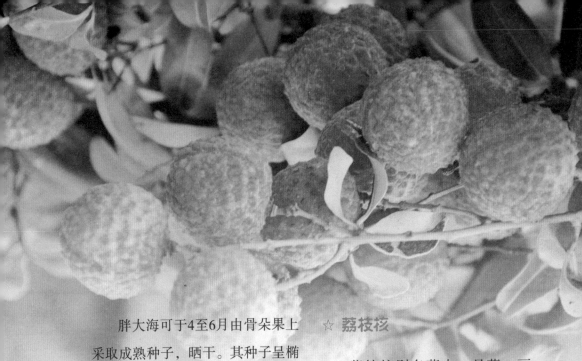

胖大海可于4至6月由骨朵果上采取成熟种子，晒干。其种子呈椭圆形，长2～2.5厘米，直径1～1.7厘米，两端稍尖。表面黄棕色或褐色，稍有光泽，具不规则的细皱纹，基部稍尖，有淡色圆形种脐。外层种皮松脆易碎，泡水中成海绵状；胚乳肥厚，成两片，广卵形，灰黄色。种皮嚼之有粘性，胚珠味麻辣。

胖大海含半乳糖醛酸、阿拉伯糖、半乳糖乙酸、半乳糖、胖大海素、西黄蓍胶粘素等。其性寒，味甘、淡。可清肺热、利咽喉、清肠通便。用于干咳无痰、咽痛音哑、慢性咽炎、热结便秘。

## ☆ 荔枝核

荔枝核别名荔支、丹荔、丽枝，为无患子科植物荔枝的种子。

荔枝为常绿乔木，高8～15米。小枝有白色小斑点和微柔毛。羽状复叶互生；小叶2至4对，革质，长椭圆形至长圆状披针形，长6～12厘米，宽2.5～4厘米，幼时橙红色。圆锥花序顶生，花小，绿白色或淡黄色；花萼杯状，4裂，密被柔毛；无花瓣；花盘肉质，环状；雄蕊8，子房密被柔毛。果实核果状，近球形，果皮干硬较薄，有瘤状突起，熟时暗红色。种子黄褐色，假种皮白色内质，味甜可食。其花期2至3月，果期6至7月。

多栽培；主产广东、广西、福建、台湾。

荔枝可于夏季采摘成熟果实，除去果皮及肉质假种皮，洗净，晒干。其种子长圆形或卵圆形，略扁，长1.5～2.2厘米，直径1～1.5厘米。表面棕红色或紫棕色，平滑，有光泽，略有凹陷及细波纹。一端有类圆形黄棕色的种脐，直径约7毫米。质硬，子叶2，棕黄色。味微甘、苦、涩。

荔枝核含α-亚甲环丙基甘氨酸、皂甙、鞣质。其性温，味甘、微苦。可行气散结、祛寒止痛。用于寒疝腹痛、睾丸肿痛。

## ☆ 绿 豆

绿豆为豆科植物绿豆的种子。

绿豆为一年或多年生草本，大部缠绕状，有淡褐色长硬毛。叶羽状，小叶3，顶生小叶卵形，长6～10厘米，先端渐尖，侧生小叶偏斜；托叶大，阔卵形，盾状着生。总状花序腋生；花冠黄色，旗瓣近方形，顶端微缺，翼瓣卵形，龙骨瓣镰刀状；花萼斜钟状，萼齿4，近无毛。荚果圆柱形，长6～8厘米，宽约6毫米，有散生淡褐色的长硬毛。其花期8至10月，果期9至11月。我国各地均有栽培。

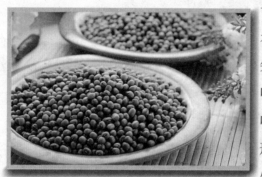

绿豆可于秋季种子成熟时采收，拔取全株，晒干，将种子打落，簸净杂质。其种子短矩圆形，长4~6毫米。表面绿黄色或暗绿色，光泽。种脐位于一侧上端，长约为种子1/3，呈白色纵向线形；种皮薄而韧，剥离后露出淡黄绿色或黄白色的种仁，子叶2枚，肥厚。质坚硬。

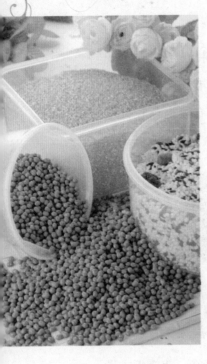

绿豆含蛋白质、脂肪、维生素B1、B2、磷脂酰胆碱、磷酯酰乙醇胺、磷酯酰肌醇、磷脂酰丝氨酸、磷脂酸等。其性凉，味甘。可清热解毒、清暑、利水。用于暑热烦渴、水肿、泻痢、丹毒、痈肿、解热药毒。

## ☆ 韭菜子

韭菜子为百合科植物韭菜的种子。

韭菜为多年生草本，全草有异臭。鳞茎狭圆锥形。叶基生，扁平，狭线形，长15~30厘米，宽1.5~6毫米。花茎长30~50厘米，顶生伞形花序，具20至40朵花；总苞片膜状，宿存；花梗长为花被的2至4倍；花被基部稍合生，裂片6，白色，长圆状披针形，长5~7毫米；雄蕊6；子房三棱形。蒴果倒卵形，有三棱。种子6，黑色。其花期7至8月，果期8至9月。生于田园，全国各地有栽培。有河北、山西、吉林、江苏、山东、安徽、河南产量较大。

韭菜可于秋季果实成熟时采收果序，晒干，搓出种子，除去杂质。其种子半圆形或卵圆形，略扁，长3～4毫米，宽约2毫米。表面黑色，一面凸起，粗糙，有细密的网状皱纹，另一面微凹，皱纹不甚明显，基部稍尖，有点状突起的种脐。质硬。气特异，味微辛。

韭菜子含硫化物、甙类、维生素C等。其性温，味辛、甘。可补肝肾、暖腰膝、助阳、固精。用于阳痿、遗精、遗尿小便频数、腰膝酸软、冷痛、白带过多。

## ☆ 黑芝麻

黑芝麻别名胡麻子、脂麻，为脂麻科植物芝麻的种子。

芝麻为一年生草本，高达1米。茎直立，四棱形，稍有柔毛。叶对生或上部叶互生；上部叶披针形或狭椭圆形，全缘，中部叶卵形，有锯齿，下部叶3裂。花单生或2至3朵生叶叶腋；花萼长约6毫米，裂片披针形；花冠白色或淡紫色，长约2.5厘米。蒴果四棱状长椭圆形，长约2.5厘米，上下几等宽，顶端稍尖，有细毛，种子多数，黑色、白色或淡黄色。其花期5至9月，果期7至9月。除西藏外，各省区均有栽培。主产山东、河南、湖北、四川、安徽、江西、河北。

芝麻可于秋季果实成熟时采割植株，晒干，打下种子，除去杂质，再晒干。

其种子呈扁卵圆形，长约3毫米，宽约2毫米。表面黑色，平滑或有网状皱纹，先端有棕色点状种

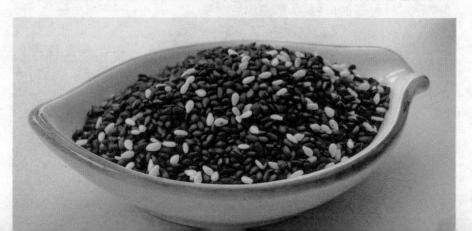

脐。种皮薄，子叶2，白色，富油性。味甘，有油香气。

芝麻含脂肪油，为油酸、亚油酸、棕榈酸、硬脂酸、花生酸等甘油脂，并含芝麻素、芝麻林酚素、芝麻酚、胡麻貳、车前糖、芝麻糖等。其性平，味甘。可补肝肾、益精血、润肠燥。用于头晕眼花、耳鸣耳聋、须发早白、病后脱发、肠燥便秘。

## ☆ 赤小豆

赤小豆别名红豆、野赤豆，为豆科植物赤豆的种子。

赤小豆为一年生直立草本，高可达90厘米。茎上有显著的长硬毛。三出复叶互生；顶生小叶卵形，长5~10厘米，宽2~5厘米，先端渐尖，侧生小叶偏斜，全缘或3浅裂，两面疏被白色柔毛；托叶卵形。总状花序腋生；花萼5裂；花冠蝶形，黄色，旗瓣具短爪，龙骨瓣上部卷曲；雄蕊10，二体。荚果圆柱形，长5~8厘米。种子6至8粒。其花期6至7月，果期7至8月。全国各地普遍栽培。主产吉林、北京、天津、河北、陕西、山东、安徽、江苏、浙江、江西、广东、四川。

赤小豆可于秋季荚果成熟而未开裂时拔取全株，晒干，打下种子。其种子呈矩圆形，两端较平截，长5~7毫米，直径4~6毫米。表面暗红色，有光泽，侧面有白色线性种脐，长约4毫米，不突起。子叶两片肥厚，乳白色。

赤小豆含 $\alpha$ –、$\beta$ –球朊、脂肪酸、烟酸、糖类、维生素$A_1$、$B_1$、$B_2$，植物甾醇、三萜皂貳等。其性平，味甘、酸。可利水消种、解毒排脓。用于水肿胀满、脚气浮肿、黄疸尿赤、风湿热痹、痈肿疮毒、肠痈腹痛。

# 第五章

## 纷繁的花类及全草类中草药

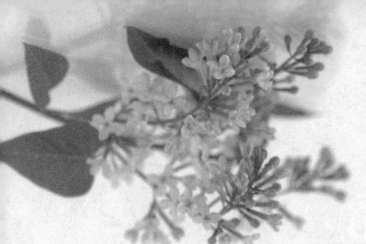

　　花类中药通常包括完整的花、花序或花的某一部分。完整的花有的是已开放的，如洋金花、红花、菊花、旋覆花；有的是尚未开放的花蕾，如丁香、金银花、辛夷、槐米；药用花序有的是采收未开放的，如款冬花；有的要采收已开放的，如菊花、旋覆花；而夏枯草实际上采收的带花的果穗。药用仅为花的某一部分的，如西红花的柱头，莲须的雄蕊，玉米须的花柱，松花粉、蒲黄等则为花粉粒等。

　　全草类中药又称草类中药，通常是指可供药用的草本植物体或其他的部分。

　　花类中草药在中药谱中主要包含有白芍、百合、竹沥、红花、赤芍、芫花、泽兰、菊花、槐花、薄荷、天南星、木棉花、木蝴蝶、天花粉、月季花、凤尾草、半边莲、丁香、苏合香、辛夷花、鸡冠花、樟脑、金银花、闹羊花等药材。全草类则主要有广金钱草、小蓟、仙鹤草、蒲公英、留兰香、瓶耳小草、败酱草、笔筒草、垂盆草、荔枝草等。

　　接下来本章就列举一些花类及全草类中草药材予以简介，使读者掌握其来源、功效、成分、主治功能等知识。

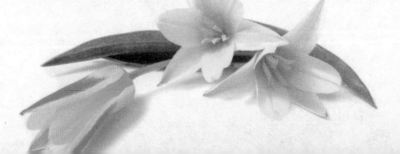

# 花类中草药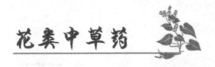

## ☆ 辛 夷

辛夷别名木笔花、望春花、玉兰花，为木兰科植物玉兰的花蕾。

辛夷为落叶乔木，高达15米。嫩枝有毛，冬芽密生灰绿色长绒毛。叶互生，倒卵形至倒卵状矩圆形，长10～18厘米，宽6～10厘米，先端阔而突尖，基部渐狭，全缘，上面有光泽，下面被柔毛。花大，钟形，先叶开放；花被片9，白色，矩圆状倒卵形；雄蕊、心皮多数，分别以螺旋状排列于伸长的花托上，骨朵果顶端圆形，多数，聚合成圆筒形。其花期为2至3月。果期6至7月。除低温地区外，全国各地有栽培。

辛夷可于1至2月，花未开放时采收，除去枝梗，阴干。其花蕾呈笔头状或长卵形，长1.5～3.8厘米，直径1～1.8厘米，基部有木质短梗。苞片2至3层，每层2至3片，外表面密被灰白色或灰绿色茸毛，长3～4.5毫米，内表面棕紫色，质厚而脆，内层苞片较薄。花被片9，大小近似，棕紫色，层层紧密相抱。气清香，味微苦辛。

辛夷含挥发油，主要为桉油精、α-蒎烯、丁香油酚、胡椒酚甲醚、桧烯、α-松油醇、枸橼醛等。鲜花含微量芸香甙。其性温，味辛。可散风寒、通鼻窍。用于风寒头痛、鼻塞、鼻渊、鼻流浊涕。

## ☆ 木槿花

木槿花别名白槿花、桐树花、大碗花。为锦葵科植物木槿的花。

木槿为落叶灌木，高3～4米。

茎多分枝，幼枝密被黄色星状毛及茸毛。叶互生，卵形或菱状卵形，长4~7厘米，宽2~4厘米，不裂或中部以上3裂，基部楔形，边缘有钝齿。花大，单生叶腋，直径5~6厘米，花柄长4~14毫米；小苞片6~7，线形，有星状毛；花萼钟形，5裂，有星状毛及短柔毛；花瓣白色、红色、淡紫色等，常重瓣；雄蕊和柱头不伸出花冠。蒴果长圆形，长约2厘米，顶端有短喙，密生星状毛。种子褐色。其花期为7至10月，果期9至10月。全国均有栽培。

木槿花可于夏、秋季花初开放时采收，晒干。花呈不规则形，长1.5~3厘米，宽1~1.5厘米，基部钝圆，柄短，苞片一轮。花萼灰绿色，裂片卷缩或反卷；花柄、苞片、花萼外均有细毛；花瓣10枚，皱折，淡黄或淡紫蓝色，倒卵形，基部密生白色长柔毛；雄蕊合生成蕊柱，花药多数，呈紫黑色。气微，味淡。

木槿花含皂草黄甙、肌醇、粘液质。其性寒，味苦。可清热解毒。用于痢疾、腹泻、白带。

## ☆ 蜡梅花

蜡梅花别名黄梅花、蜡花、巴豆花，为蜡梅科植物蜡梅的花蕾。

蜡梅为落叶灌木，高达3米。枝、茎方形，棕红色，有椭圆形突出的皮孔。芽有多数复瓦状的鳞片。叶对生，椭圆状卵形至卵状披针形，长7~15厘米，顶端渐尖，基部圆形或阔楔形，上面深绿，下面淡绿色。花芳香，先叶开放，直径约2.5厘米，外部花被片卵状椭圆形，黄色，内部的较短，有紫色条纹；花托椭圆形，长约4厘米；雄蕊5至6；心皮多数，分离，着生于壶状花托内。瘦果多数，包于膨大肉质的花托内。其花期为11月至次年3月，果期次年8至9月。可各地栽培。秦岭地区及湖北有野生。

蜡梅花可于花期时采收花蕾，晒干或烘干。其花蕾圆形、长圆

形、卵形，直径4～8毫米，长
0.6～1厘米。花被片迭合，黄色，
膜质；中部以下由多数膜质鳞片包
被，鳞片略呈三角形，黄棕色，复
瓦状排列。有香气，味微甜、苦。

蜡梅花含挥发油，油中主要为
苄醇、乙酸苄酯、芳樟醇、金合欢
花醇等，并含吲哚、蜡梅贰胡萝卜
素。其性温，味辛。可解暑生津、
顺气止咳。用于暑热心烦、口渴、
百日咳、肝胃气痛、水火烫伤。

## ☆ 合欢花

合欢花别名夜合树、绒花树、
鸟绒树，为豆科植物合欢的花序。

合欢为落叶乔木，高可达16
米。树皮灰褐色，小枝带棱角。二
回羽状复叶互生，羽片4至12对；
小叶10至30对，镰状长圆形，两侧
极偏斜，长6～12毫米，宽1～4毫
米，先端急尖，基部楔形。花序头
状，多数，伞房状排列，腋生或顶
生；花萼筒状，5齿裂；花冠漏斗
状，5裂，淡红色；雄蕊多数而细

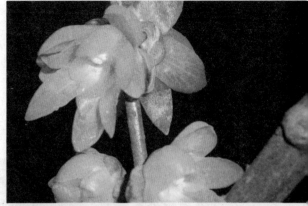

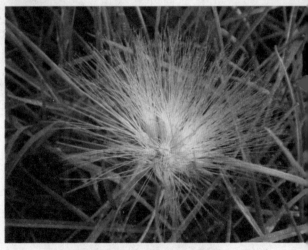

长，花丝基部连合。荚果扁平，长
椭圆形，长9～15厘米。其花期6至
7月，果期9至11月。生于路旁、林
边及山坡上。分布于华东、华南、
西南及辽宁、河北、河南、陕西。

合欢可于夏季花开放时择晴天
采收，及时晒干。其头状花序皱缩

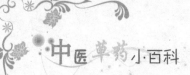

成团。花细长而弯曲，长0.7～1厘米，淡黄棕色至淡黄褐色，具短梗；花萼筒状，先端有5小齿；花冠筒长约为萼筒的2倍，先端5裂，裂片披针形；雄蕊多数，花丝细长，黄棕色至黄褐色，下部合生，上部分离，伸出花冠筒外。气微香，味淡。

合欢花性平，味甘。可解郁安神。用于心神不安、忧郁失眠。另外合欢树皮（合欢皮）含皂甙、鞣质，有解郁安神、活血消肿的功能；用于心神不

安、忧郁失眠、肺痈疮肿、跌打伤痛，叶含鞣质、槲皮甙。

## ☆ 红 花

红花别名草红、刺红花、杜红花、金红花，为菊科植物红花管状花。

红花为一年生草本，高约1米。茎直立，上部多分枝。叶长椭圆形，先端尖，无柄，基部抱茎，边缘羽状齿裂，齿端有尖刺，两面无毛；上部叶较小，成苞片状围绕状状花序。头状花序顶生，排成伞房状；总苞片数层，外层绿色，卵状披针形，边缘具尖刺，内层卵状椭圆形，白色，膜质；全为管状花，初开时黄色，后转橙红色；瘦果椭圆形，长约5爤米，无冠毛，或鳞片状。其花期5至7月，果期7至9月。全国各地均有栽培。

红花可于夏季花变红时采摘，

阴干、晒干或烘干。其管状花长1～2厘米，表面红黄色或红色；花冠筒细长，先端5裂，裂片狭条形，长5～8毫米；雄蕊5，花药聚合成筒状，共同白色；柱头细长圆柱形，顶端微分叉。质柔软。气微香，味微苦。

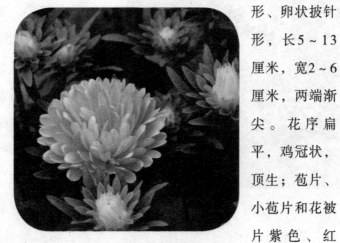

红花含红花甙、新红花甙、红花醌甙、红花多糖、棕榈酸、肉桂酸、月桂酸。其性温，味辛。可活血通径、散瘀止痛。用于经闭、痛经、恶露不行、症瘕痞块、跌打损伤。

## ☆ 鸡冠花

鸡冠花别名鸡髻花、老来红，为苋科植物鸡冠花的花序。

鸡冠花为一年生草本，高60～90厘米，全株无毛。茎直立，粗壮，绿色或带红色。叶互生，卵形、卵状披针形，长5～13厘米，宽2～6厘米，两端渐尖。花序扁平，鸡冠状，顶生；苞片、小苞片和花被片紫色、红色、淡红色或黄色，干膜质；雄蕊5，花丝下部合生成杯状；子房上位，柱头2浅裂。胞果卵形，盖裂。种子扁圆形或略呈肾形，黑色，有光泽。其花期7至10月，果期9至11月。全国各地均有栽培。

鸡冠花可于秋季花盛开时采收，晒干。其穗状花序多呈鸡冠状，扁平而肥厚，长8～25厘米，宽5～20厘米；上缘宽，具皱褶，密生线状鳞片，下端渐窄，常残留扁平的茎。表面红色、紫红色或黄白色；中部以下密生多多数小花，每花宿存的苞片及花被片均呈膜

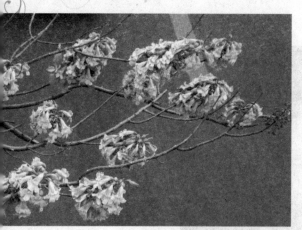

形，长12～30厘米，宽10～30厘米，先端渐尖，基部心形，全缘，有时浅3裂，上面有柔毛及腺毛，下面密被星状绒毛，新发的幼叶有粘性短腺毛；叶柄长3～15厘米。聚伞圆锥花序的侧枝不很发达；花萼钟形，5裂至中部，裂片卵形，有锈色绒毛；花冠漏斗状钟形，筒部扩大，驼曲，紫色或淡紫色，内有黑色斑点及黄色条纹，外有毛茸。蒴果卵圆形，长3～4厘米，顶端尖如喙，外果皮硬革质。花期4至5月。其喜生于排水良好的沙质土。分布于华东、中南、西南。

泡桐花可于春季开花时采收，干燥。其花多皱缩折迭，长4～7.5厘米。花萼长约1.2厘米，裂片长约占1/2，卵状长圆形；花冠灰棕色，内面紫色斑点众多，下唇有2条黄色纵褶；雄蕊长约至2.5厘米，花柱长约4厘米。

泡桐花含熊果酸、荚果蕨酚。其性寒，味微苦。可清热解毒。用于支气管炎、急性扁桃体炎、菌

质。果实盖裂，种子圆肾形，黑色，有光泽。体轻，质柔韧。味淡。

鸡冠花含山奈甙、苋菜红甙、松醇及多量硝酸钾。红色花含苋菜红素，黄色花含量微。其性凉，味甘、涩。可收涩止血、止带、止痢。用于吐血、崩漏、便血、痔血、赤白带下、久痢不止。

## ☆ 泡桐花

泡桐花别名日本泡桐，为玄参科植物泡桐的花。

泡桐花为落叶乔木，高4～15米，幼枝、幼果密被粘质短腺毛，后变光滑。叶对生，宽卵形至卵

痢、急性肠炎、急性结膜炎、肋腺炎、疖肿。

## ☆ 夏枯草

夏枯草别名棒柱头草、灯笼头草，为唇形科植物夏枯草带花的果穗。

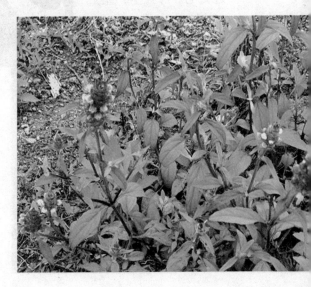

夏枯草为多年生草本，高13～40厘米。茎直立，常带淡紫色，有细毛。叶对生，卵形或椭圆状披针形，长1.5～5厘米，宽1～2.5厘米，全缘或疏生锯齿。轮伞花序集成穗状，长2～6厘米；苞片肾形，顶端骤尖或尾状尖，外面和边缘有毛；花萼二唇形；花冠紫色，上唇顶端微凹，下唇中间裂片边缘有细条裂。小坚果棕色。花期5至6月，果期7至8月。其生于荒地、路边草丛中。分布几乎遍于全国。

夏枯草可于夏季穗呈棕红色时采收，除去杂质，晒干。其果穗棒状，略扁，长1.5～8厘米，直径0.8～1.5厘米，淡棕色至棕红色。全穗由数至10数轮宿萼七苞片集成，每轮有对生苞片2片，呈扇形，先端尖尾状，脉纹明显，外表面有白毛；每一苞片内有3朵花，花冠多已脱落，宿萼2唇形，内有小坚果4枚，卵圆形，棕色，尖端有白色突起。休轻，气微、味淡。

夏枯草含夏枯草甙、熊果酸、齐墩果酸、芸香甙、金丝桃甙、a-茴香酮、飞燕草甙元和矢车菊甙元的花色甙。其性寒，味苦、辛。可清火明目、散结消肿。用于目赤肿痛、目珠夜痛、头痛眩晕、瘰疬、乳痈、甲状腺肿大、高血压。

## ☆ 洋金花

洋金花别名南洋金花、风茄花、醉仙桃花，为茄科植物白曼陀罗的花。

洋金花为一年生草本，高30～200厘米，近无毛。叶互生，茎上部近对生，卵形或宽卵形，长30～200厘米，近无毛。叶互生，茎上部近对生，卵形或宽卵形，长5～19厘米，宽4～12厘米，先端尖，基部不对称，全缘、微波状或每边具3至4短齿；叶柄长2～7厘米。花单生，花冠漏斗状、白色，檐部5裂，栽培品常有重瓣；雄蕊5至15。蒴果扁球形，直径约3厘米，表面疏生短硬刺，成熟后不规则开裂。花果期4至11月。其主产江苏，广东、浙江、安徽亦产。

洋金花可于4至11月花初开放时采收，晒干或低温干燥。其花多皱缩成朵状，完整者长9～15厘米。花萼筒状，长为花冠的2/5，灰绿色或灰黄色，先端5裂，基部具纵脉纹5条，表面微有茸毛；花冠喇叭状，淡黄色或黄棕色，先端5浅裂，裂片有短尖，短尖下有3条纵脉纹，雄蕊5，花丝贴生于花冠筒内；雌蕊1，柱头棒状。烘干品质柔韧，气特异；晒干品质脆，气微味微苦。

洋金花含多种莨菪烷类生物碱，以东莨菪碱含量较高，莨菪碱少量。其性温，味辛；有毒。可平喘止咳、镇痛、解痉。用于哮喘咳嗽、脘腹冷痛、风湿痹痛、小儿慢惊、外科麻醉。

## ☆ 闹羊花

闹羊花别名黄杜鹃、三钱三、毛老虎、八厘麻，为杜鹃花科植物羊踯躅的花。

闹羊花为落叶灌木，高1~2米。老枝棕褐色，细枝有柔毛及刚毛，冬芽、叶、花梗、花萼、花冠、花丝中部以下及子房都有灰色柔毛。叶纸质，常簇生枝端，矩圆形或矩圆状倒披针形，先端钝，具短尖，边缘有睫毛。伞形总状花序顶生，有花达9朵，花内与叶同时开放；花萼5裂，宿存；花冠黄色，5裂，裂片椭圆形至卵形，上面1片较大，有绿色斑点；雄蕊5；子房上位。蒴果长椭圆形，具疏刚毛。其花期4至5月，果期9至10月。其生于山坡、灌丛或草丛中。主产江苏、浙江、安徽、湖南。

闹羊花可于春季采花，晒干。其花多皱缩，有时带花梗；花萼小，5裂，边缘有较长的细毛；花冠长至3厘米，5裂，裂片几与筒部等长；雄蕊较长，花丝、卷曲并露于花冠外，花药棕黄色。味微苦。

闹羊花花含毒性成分木毒素和石楠素。叶含黄酮类、杜鹃花毒

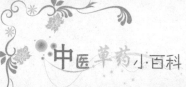

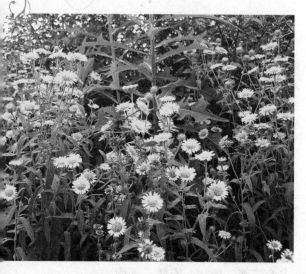

茎，全缘，两面有疏毛。头状花序直径2.5~3厘米，多个排成伞房花序，总苞半球形，绿黄色；舌状花1层，黄色，管状花多数，密集。其花期7至10月，果期8至11月。其生于山坡、沟边、路旁湿地。分布于东北、华北、西北及浙江、江苏、四川、广东。

旋覆花可于夏、秋季花开放时采收，除去杂质，阴干或晒干。其花序扁球形或类球形，直径1~2厘

素、煤地衣酸甲酯。其性温，味辛；有毒。可驱风、除湿、定痛。用于风湿顽痹、伤折疼痛、皮肤顽癣。

## ☆ 旋覆花

旋覆花别名金福花、金佛花、小黄花子，为菊科植物旋覆花的头状花序。

旋覆花为多年生直立草本，茎高20~60厘米，不分枝，有平伏毛。基生叶及下部叶较小，中部叶披针形、长椭圆状披针形或长圆形，长5~10厘米，宽1~3厘米，先端锐尖，基部急狭，无柄或半抱

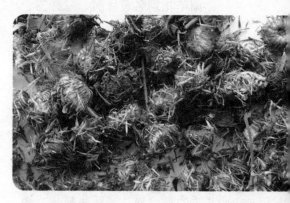

米，总苞片5层，复瓦状排列，披针形或条形，灰黄色，长4~11毫米；舌状花长约1厘米，多卷曲，常脱落，先端3齿裂；管状花棕黄色，长约5毫米，先端5齿裂；子房长5~6毫米，有的可见椭圆形小

瘦果。体轻，易散碎。气微，味微苦。

旋覆花含蒲公英甾醇、槲皮素、异槲皮素、氯原酸、咖啡酸。其性微温，味苦、辛、咸。可降气、消痰、行水、止呕。用于风寒咳嗽、普饮蓄结、胸膈痞满、呕吐噫气。

## ☆ 密蒙花

密蒙花别名老蒙花、水锦花、虫见死、黄饭花，为马钱科植物密蒙花的花蕾及花序。

密蒙花为落叶灌木。小枝略有四棱，密被棕黄色绒毛。叶对生，长椭圆形至披针形，长5～15厘米，宽1～3厘米，全缘或有小齿，上面被细星状毛，下面密被灰白色至棕黄白星状毛。聚伞圆锥状花序顶生，长5～12熏米，花序及花被灰白色叉状分枝茸锥状花序顶生，长5～12厘米，花序及花密被灰白色叉状分枝茸锥状花序顶生，长5～12厘米，花序及花密被灰白

色叉状分枝茸毛；花小，花萼钟形，4裂；花冠淡紫色至白色，略带黄色，筒状，长1～1.2厘米，直径2～3毫米，先端4裂；雄蕊4，着生于花冠管中部，花丝极短；子房2室，顶端被茸毛。蒴果卵形，2瓣裂，花萼、花冠宿存。种子多数，细小，具翅。其花期2至4月，果期5至8月。生于山坡、丘陵、河边、林缘。分布于西南、中南及陕西、甘肃。

密蒙花为花蕾密集的花序小

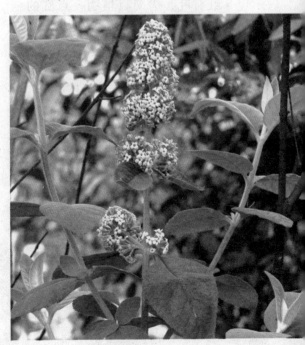

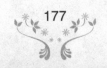

分枝,不规则圆锥形,长1.5~3厘米。表面灰黄色或棕黄色,密被茸毛。花蕾呈短棒状,上端略大,长0.3~1厘米,直径1~2毫米;花冠与花萼等长或稍长。质柔软。气微香,味微苦、辛。

密蒙花含柳穿鱼甙。其性微寒,味甘。可清热养肝、明目退翳。用于目赤肿痛、多泪羞明、眼生翳膜、肝虚目暗、视物昏花。

# 全草类中草药

## ☆ 一点红

一点红别名叶下红、羊蹄草、红背叶,为菊科植物一点红的全草。

一点红为一年生草本,高10~50厘米。茎分枝,枝柔弱,粉绿色。叶互生,稍带肉质,茎下部叶卵形,攀状分裂,长4~9厘米,上部叶较小,抱茎,上面绿色,下面多紫红色。头状花序直径1~1.3厘米,有长梗,花枝常2歧分枝;总苞圆柱形,苞片1层,约与花冠等长;花管状,红色,两性。瘦果圆柱形,长5~6毫米,有棱,冠毛白色,柔软。花期春至秋季。其生于山野、路旁、村边。主产广东、广西、福建、贵州、江西。一点红可于夏、秋季采收,洗净晒干,或趁鲜切段，晒干。

一点红含微量氢氰酸、生物碱、酚类。性凉，味微苦。可清热解毒、消炎、利尿。用于肠炎、痢疾、尿路感染、上呼吸道感染、结膜炎、口腔溃疡、疮痈。

## ☆ 三叶鬼针草

三叶鬼针草别名鬼针草，为菊科植物三叶鬼针草的全草。

三叶鬼针草为一年生草本，高25～100厘米。茎直立，四棱形，疏生柔毛或无毛。中下部叶对生，叶片3至7深化裂至羽状复叶，很少下部为单叶，小叶片质薄，卵形或卵状椭圆形，有锯齿或分裂，下部叶有长叶柄，向上逐渐变短；上部叶互生，3裂或不裂，线状披针形。头状花序开花时直径约为8毫米，有长梗；总苞片7至8，匙形，边缘有细软毛；外层托片狭长圆形，内层托片狭披针形；舌状花白色或黄色，4～7朵或有时无，部分不育；管状花黄褐色，长约4.5毫米，5裂。瘦果线形，成熟后黑褐色，长7～15毫米，有硬毛；冠毛芒刺状，3至4枚，长1.5～2.5毫米。花果期9至11月。其生于路边、荒野。分布于华北、华东、中南、西南。三叶鬼针草可

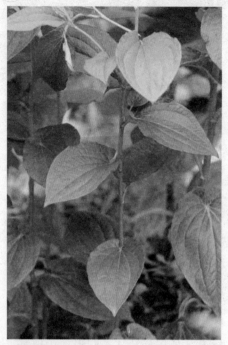

于夏、秋季采收，晒干或鲜用。

三叶鬼针草含蒽醌甙。性平，味苦。可清热解毒、止泻。用于肠炎腹泻、阑尾炎、感冒咽痛、肝炎、蛇虫咬伤。

## ☆ 三白草

三白草别名五路叶白、塘边藕、白花莲，为三白草科植物三白草的全草。

三白草为多年生草本，高30～80厘米。根茎较粗，白色。茎直立，下部匍匐状。叶互生，纸质，叶柄长1～3厘米，基部与托叶合生为鞘状，略抱茎；叶片卵形或卵状披针形，长4～15厘米，宽3～6厘米，先端渐尖或短尖，基部心形或耳形，全缘，两面无毛，基出脉5。总状花序1至2枝顶生，花序具2至3片乳白色叶状总苞；花小，无花被，生于苞片腋内；雄蕊6，花丝与花药等长；雌蕊1，由4个合生的心皮组成，子房上位，圆形，柱头4。果实分裂为4个果瓣，

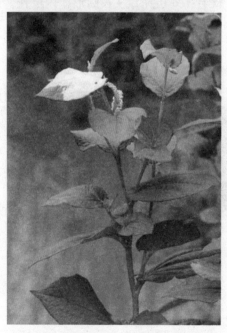

分果近球形，表面具多疣状突起，不开裂。种子球形。花期4至8月，果期8至9月。其生于沟旁、沼泽等低湿处。主产江苏、浙江、湖南、广东。三白草四季均可采，洗净，晒干。

三白草含挥发油，油中主要为甲基正壬酮、肉豆蔻醚，尚含槲皮素槲皮甙、异槲皮甙篇蓄甙、金丝桃甙、芸香甙等。其性寒，味甘、辛。可清热利尿、解毒消肿。用于尿路感染、肾炎水肿、黄疸、脚气、妇女白带过多；外用疗疮痈肿、皮肤湿疹。

## ☆ 鱼腥草

鱼腥草别名臭菜、侧耳根、臭根草、臭灵丹。鱼腥草为三白草科植物蕺菜的地上部分。

鱼腥草为多年生草本，高15~50厘米，有腥臭气。茎下部伏地，生根，上部直立。叶互生，心形或阔卵形，长3~8厘米，宽4~6厘米，先端渐尖，全缘，有细腺点，脉上稍被柔毛，下面紫红色；叶柄长3~5厘米；托叶条形，下半部与叶柄合生成鞘状。穗状花序生于茎顶，与叶对生，基部有白色花瓣状苞片4枚；花小，无花被，有1线状小苞；雄蕊3，花丝下部与子房合生；心皮3，下部合生。蒴果卵圆形，顶端开裂。花期5至8月，果期7至10月。其生于山地、沟边、塘边、田梗或林下湿地。主产于江苏、浙江、江西、安徽、四川、云南、贵州、广东、广西。鱼腥草可于夏秋茎叶茂盛花穗多时采割，除去杂质，晒干。

垂盆草为多年生肉质草本，不育枝匍匐生根，结实枝直立，长10～20厘米。叶3片轮生，倒披针形至长圆形，长15～25毫米，宽3～5毫米，顶端尖，基部渐狭，全缘。聚伞花序疏松，常3至5分枝；花淡黄色，无梗；萼片5，阔披针形至长圆形，长3.5～5毫米，顶端稍钝；花瓣5，披针形至长圆形，

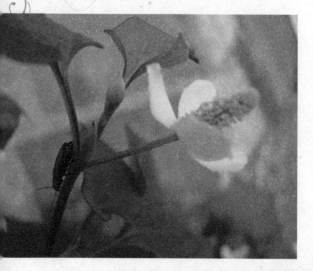

鱼腥草含挥发油，油中主要为甲基壬酮、鱼腥草素、桂叶烯、辛酸、癸酸；另含槲皮甙、异槲皮甙、金丝桃甙、芸香甙。其性微寒，味苦。可清热解毒、清痈排脓、利尿通淋。用于肺痈吐脓、痰热喘咳、热痢、热淋、痈肿疮毒。

长5～8毫米，顶端外侧有长尖头；雄蕊10，较花瓣短；心皮5，稍开展。种子细小，卵圆形，无翅，表面有乳头突起。花期5至6月，果期7至8月。其生于山坡岩石上或栽培。分布我国南北。垂盆草可于夏、秋季采挖，除去杂质，晒干。

## ☆ 垂盆草

垂盆草别名狗牙齿、半枝莲、三叶佛甲草，为景天科植物垂盆的全草。

垂盆草含N–甲基异石榴皮碱、二氢–N–甲基异石榴皮碱、景天庚酮糖、葡萄糖、果糖、蔗糖。其性凉，味甘、凉。可清利湿热，

有降低谷丙转氨酶作用。用于急性肺炎、迁延性肝炎、慢性肝炎的活动性。

## ☆ 大 蓟

大蓟别名将军草、牛口刺、马刺草，为菊科植物蓟的地上部分。

大蓟为多年生草本，高0.5～1米。根簇生，圆锥形，肉质，表面棕褐色。茎直立，有细纵纹，基部有白色丝状毛。基生叶丛生，有柄，倒披针形或倒卵状披针形，长15～30厘米，羽状深裂，边缘齿状，齿端具针刺，上面疏生白我丝状毛，下面脉上有长毛；茎生叶互生，基部心形抱茎。头状花序顶生；总苞钟状，外被蛛丝状毛；总苞片4至6层，披针形，外层较短；花两性，管状，紫色；花药顶端有附片，基部有尾。瘦果长椭圆形，冠毛多层，羽状，暗灰色。花期5至8月，果期6至8月。其生于山野、路旁、荒地。产于全国大部分地区。大蓟可于夏、秋季割取地上部分，晒干或鲜用。

大蓟含挥发油、物生碱；鲜叶含柳穿鱼贰。其性凉，味甘、苦。可凉血止血、祛瘀消肿。用于衄血、吐血、尿血、便血、崩漏下血、外伤出血、痈肿疮毒。

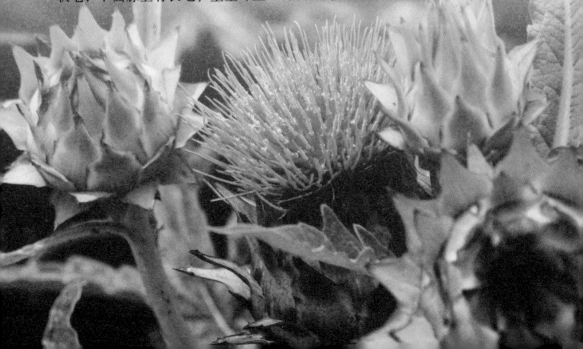

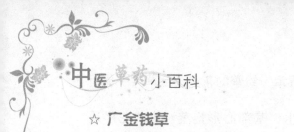

## ☆ 广金钱草

广金钱草别名落地金钱草、假花生、山地豆，为豆科植物广金钱草的地上部分。

广金钱草为半灌木状草本，高30～100厘米。茎直立或平卧，密被黄色长柔毛。叶互生，小叶1至3，近圆形，长2.5～4.5厘米，宽2～4厘米，先端微缺，基部心形，下面密被灰白色绒毛，侧脉羽状；叶柄长1至2厘米；托叶1对，披针形，长约0.8厘米。

总状花序腋生或顶生，苞片卵状三角形，每个苞片内有花2朵；花萼钟开，萼齿披针形，长为萼筒的2倍；花冠紫色，有香气。荚果被短柔毛和钩状毛，荚节3至6。花期6至9月，果期7至10月。其生于山坡、草地、灌丛中。主产广东。

广金钱草可于夏、秋季采割，除去杂质，晒干。

广金钱草含生物碱、黄酮甙、酚类、鞣质、氨基酸。其性凉，味甘、淡。可清热除湿、利尿通淋。用于热淋、砂淋、石淋、小便涩痛、水肿尿少、黄疸、尿赤、尿路结石。

## ☆ 马鞭草

马鞭草别名铁马鞭、紫顶龙芽草、野荆芥，为马鞭草科植物马鞭草的地上部分。

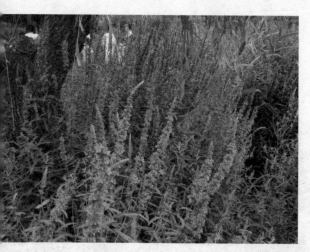

马鞭草为多年生草本，通常高30～80厘米。茎上部方形，老后下部近圆形。叶对生，卵形至短圆形，长2～8厘米，宽1～4厘米，两面有粗毛，边缘有粗锯齿或缺刻，茎生叶无柄，多数3深裂，有时羽裂，裂片边缘有不整齐锯齿。穗状花序顶生或生于上部叶腋，开花时通常似马鞭，每花有1苞片，苞片比萼略短，外面有毛；花萼管状，5齿裂；花冠管状，淡紫色或蓝色，近2唇形；雄蕊4，子房4室，每室1胚珠。熟时分裂为4个长圆形的小坚果。花期6至8月，果期7至11月。其生路旁、村边、田野、山坡。主产湖北、江苏、广西、贵州。马鞭草可于6至8月花开时时采

割，除去杂质，晒干。

马鞭草全草含马鞭草甙5-羟基马鞭草甙；另含苦杏仁酶、鞣质；叶又含腺甙、β-胡萝卜素。其性凉，味苦。可活血散瘀、截疟、解毒、利水消肿。用于症瘕积聚、经闭痛经、疟疾、喉痹、痈肿、水肿、热淋。

☆ **仙鹤草**

仙鹤草别名脱力草、瓜香草、老牛筋、狼芽草，为蔷薇科植物龙芽草的地上部分。

仙鹤草为多年生草本，高达1米，全株具白色长毛。根茎短，常生1或数个根芽（越冬芽）。茎直立，被疏柔毛及腺毛。羽状复叶互

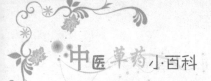
生，小叶大小不等，间隔排列，卵圆形至倒卵圆形，长2.5～7厘米，宽1.5～3.5厘米，边缘有锯齿，两面均被柔毛；托叶近卵形。总状花序顶生；花萼倒圆锥形，5裂，裂片基部生多数钩状刚毛，宿存；花瓣5，黄色；雄蕊5～15；子房半下位，花柱突出。萼筒于果熟时增厚，下垂，顶端有一轮直立钩刺，外有

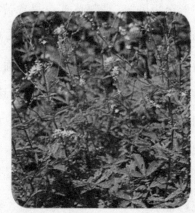

较深纵沟。花果期5至12月。其生于山坡林下，路旁、沟边。主产浙江、江苏、湖北。仙鹤草可于夏、秋季茎叶茂盛时采割，除去杂质，干燥。

仙鹤草含仙鹤草酚、仙鹤草内酯，并含木犀草甙、仙鹤草甲、乙、丙素，另含鞣质、甾醇、皂甙及挥发油。其性平，味苦、涩。可收敛止血、截疟、止痢、解毒。用于咳血、吐血、疟疾、脱力劳伤、痈肿。

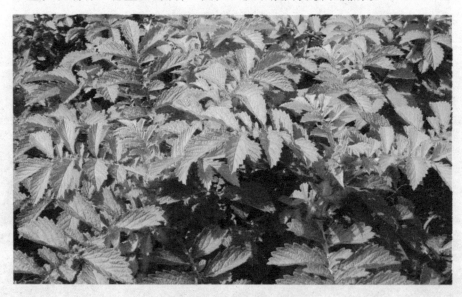